中西医防治腹泻

主　编

罗照春　宋恩峰

副主编

黄廷荣　莫郑波　项　琼

编著者

王　青　刘文涛　刘　蒙　李华成　张　莉

汪六林　肖　端　杨丽华　郑　友　梅莎莎

金盾出版社

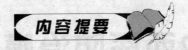

内容提要

本书详细介绍了引起腹泻的传染性疾病的防治知识,各种常见腹泻的病因、临床表现、检查与诊断、治疗及预防,中医对腹泻的辨证施治,特定人群的腹泻防治,腹泻的自我判断和家庭应急处理措施,以及防治腹泻的四季调养方法。其内容丰富而新颖,方法科学实用,适合广大群众阅读使用,也可供基层医务人员参考。

图书在版编目(CIP)数据

中西医防治腹泻/罗照春,宋恩峰主编.—北京:金盾出版社,2016.7(2017.5 重印)

ISBN 978-7-5186-0820-1

Ⅰ.①中… Ⅱ.①罗…②宋… Ⅲ.①腹泻—中西医结合—防治 Ⅳ.①R574.62

中国版本图书馆 CIP 数据核字(2016)第 053218 号

金盾出版社出版、总发行

北京太平路 5 号(地铁万寿路站往南)

邮政编码:100036 电话:68214039 83219215

传真:68276683 网址:www.jdcbs.cn

封面印刷:北京印刷一厂

正文印刷:北京万博诚印刷有限公司

装订:北京万博诚印刷有限公司

各地新华书店经销

开本:850×1168 1/32 印张:6 字数:124 千字

2017 年 5 月第 1 版第 2 次印刷

印数:3 001~6 000 册 定价:18.00 元

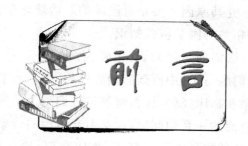

前言

腹泻是人类常见的疾病症状,可因某种或多种疾病引起,一年四季均可发生,但以夏、秋两季较为常见。正常人每天排便 1 次,少数人每天达 3 次,也有人每 2～3 天排便 1 次,排出的粪便软而成形。而腹泻患者每天排便在 3 次以上,甚至频繁发生;有些腹泻往往还伴有急切的排出感或大便失禁,排便时常伴肠鸣音、肠绞痛或里急后重等症状;排出的粪便或稀薄,或含有黏液脓血,或含有不消化的食物及其他病理性内容物。

腹泻是一个古老病症,殷商时期的甲骨文中记载的"腹不安"就是指腹胀、腹泻、腹痛等症状。在许多病毒、细菌或其他病原微生物所致的瘟疫发生时,腹泻就像幽灵一样紧随其后,二者相互助力,成为更凶猛的夺命妖魔,给人类的生命与健康造成极大危害。即使是在医学高度发达的今天,腹泻仍然是常见的病症。据近年的不完全统计,我国每年约有 8.4 亿人次腹泻,全世界每年腹泻人次达 14 亿之多,发展中国家每年因急性腹泻死亡的人数达 1 000 万。

临床观察发现,很多人发生腹泻后往往将其当作小毛病，未给予足够重视，拖延了诊治时间而造成严重后果，甚至危及生命。究其原因主要是对腹泻的防治缺乏全面、正确的认识，缺少相关的医学科普知识。

为普及腹泻的防治知识，增强大众的防治意识，提高防治能力，我们编写了《中西医防治腹泻》一书。本书结合国内外医学成果和临床经验，详细解答了人们亟须了解和掌握的关于腹泻防治的一系列问题，包括引起腹泻的传染性疾病的防治知识，各种常见腹泻的病因、临床表现、检查与诊断、治疗及预防，中医对腹泻的辨证施治，特定人群的腹泻防治，腹泻的自我判断和家庭应急处理措施，以及防治腹泻的四季调养方法。

本书内容丰富而新颖，方法科学实用，对大众防治腹泻有很好的指导作用，也可供基层医务人员参考。因作者学识水平和经验有限，书中难免有不足之处，热忱希望广大读者批评指正，以便今后完善和提高。

罗照春

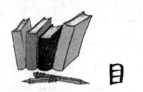

目 录

第一章 腹泻的一般医学知识

第二章 传染病所致腹泻的防治

第三章　各种常见腹泻的防治

目 录

第四章　特定人群的腹泻防治

第五章　四季调养防治腹泻

第一章 腹泻的一般医学知识

　　腹泻在很多人心目中不算大病。然而,在临床观察中发现,不少人发生腹泻后因将其当作消化系统常见的一种症状而未给予足够重视,拖延了诊治时间,造成严重后果,有的甚至危及生命。究其原因,是这些患者对腹泻这种症状没有较全面和正确的认识,忽视或放松了对它的防范。

一、腹泻对生命与健康的危害

　　腹泻对人体造成的危害是多方面的,不同种类的腹泻,其危害程度各不相同。

　　急性连续性腹泻对人体功能的危害较为严重。这种腹泻一旦发生,首先是可迅速造成人体内水和电解质大量丧失,导致脱水和电解质紊乱。严重脱水患者可出现循环衰竭,如果失水纠正不及时,会导致血压下降、休克,随着时间的延长会进一步引起急性肾衰竭等一系列危及生命的后果。

　　无论什么原因引起的慢性腹泻,都会对身体造成损害,如长期不能治愈,会直接影响机体对维生素的吸收,引起维生素缺乏;会造成机体蛋白质及其他造血原料的吸收减少,使指甲、皮肤、口唇、睑结膜颜色变得苍白,出现疲倦乏力、头晕耳鸣、注意力不集中等贫血症状。

急性和慢性腹泻对身患重病和体弱多病的老年人危害更大,腹泻与原有疾病相互作用,将加速机体功能的衰竭。

各种病毒和细菌感染是腹泻最常见的原因。以急性腹泻为突出症状的霍乱弧菌感染性肠道传染病,曾是人类最可怕的瘟疫之一。19世纪初,这种可怕瘟疫的发生和传播造成了全世界大量人口的死亡。

感染霍乱弧菌的患者,从肠痉挛到腹泻、呕吐、高热,几天甚至几小时后就面临死亡。面对病魔肆虐,人们能够感受到的只有恐惧。合并脱水及营养不良的感染性腹泻是可能致人死亡的主要原因。即使是感冒病毒所致的急性腹泻也可演变为胃肠急症,能在数小时内造成脱水,甚至死亡。

二、腹泻的种类

作为人患病时的一个症状,腹泻的发病机制十分复杂。能引起腹泻的疾病很多,通过对腹泻的分类,可以了解引起腹泻的主要病因,对引发患者腹泻的病因进行初步判断,从而采取科学、正确的应对方法和必要措施,以免使发病急且病情凶险的腹泻患者贻误最佳治疗时机。腹泻的几种主要分类方法如下。

(一)根据病程长短分类

临床上根据病程的长短对腹泻进行分类,可分为急性腹泻和慢性腹泻两类。急性腹泻是指与本人在正常健康时相比排便次数增多,排出的为不同程度稀便,多数往往伴有肠痉挛所致的腹痛,病程一般不超过 2 个月的腹泻。如果腹泻持续或反复发作超过 2 个月,可称为慢性腹泻。但这种区分不能作为金标准。这是因为,腹泻短于 2 个月者未必都是急性腹泻,有一些腹泻病症可能是慢性腹泻的初期阶段,或临床表现不明显的慢性疾病引起腹泻的初始发作,在诊断时需要进行必要的检查和鉴别,究竟是慢性腹泻还是急性腹泻必须参照确定。

1. 急性腹泻　肠黏膜的分泌旺盛与吸收障碍、肠蠕动过快,致排便频率增加,粪质稀薄,含有异常成分时为腹泻。急性腹泻起病急骤,每日排便可达 4～10 次,甚至数十次;排便时常伴腹鸣、肠绞痛或里急后重,粪便量多而稀薄。

(1)临床表现:主要症状为恶心或呕吐、腹痛、腹泻、发热,严重者可致脱水、电解质紊乱、休克等。急性腹泻患者多表现为恶心或呕吐在先,继而腹泻,粪便多呈水样、深黄色或带绿色、恶臭,伴全身酸痛等症状。

(2)引起急性腹泻的主要原因:①急性肠感染,包括病毒性感染、细菌性感染、真菌性感染、阿米巴性感染、血吸虫性感染等。②细菌性食物中毒,如沙门菌、嗜盐菌、变形杆菌、金黄色葡萄球菌等。③急性中毒,如有毒食物,包括动物、植物、化学物质等。④急性全身感染,如败血症、伤寒或副伤寒、霍乱或副霍乱、流行性感冒、麻疹等。⑤变态反应性疾病,包括过敏性紫癜、变态反应性肠病。⑥内分泌疾病,包括甲状腺危象、慢性肾上腺皮质功能减退性危象。⑦药物不良反应,如利血平、5-氟尿嘧啶、胍乙啶、新斯的明等。

2. 慢性腹泻　慢性腹泻是指排便次数明显超过平日习

惯频率，粪质稀薄，每日排便量超过正常排便量，或含未消化食物或脓血，病程在2个月以上的腹泻；或间歇期在2～4周的复发性腹泻。

（1）临床表现：其主要症状为排便次数增多，便稀或不成形，有时伴黏液、脓血。若是小肠病变引起的，主要表现为多位于脐周围的腹部不适，并于餐后或便前加剧，无里急后重，大便量多、色浅，次数可多可少；若是结肠病变引起的，主要表现为腹部两侧或下腹部不适，常于便后缓解或减轻，排便次数多且急，粪便量少，常含有血及黏液；若是直肠病变引起的，常伴有里急后重。因导致腹泻的病因不同，伴随症状也各异，如发热、消瘦、腹部包块等。

（2）引起慢性腹泻的主要原因：①全身性疾病，如糖尿病腹泻及胃肠道自主神经病变；甲状腺功能亢进，由于肠道蠕动快、消化吸收不良而出现排便频繁甚至腹泻，粪便一般呈糊状，含较多未消化食物；慢性肾功能不全（尿毒症）；自身免疫性疾病，如系统性红斑狼疮、硬皮病、贝赫切特综合征等。②肝、胆、胰腺疾病，如肝炎、肝硬化、肝癌，慢性胰腺炎、胰腺癌，胆囊结石、胆囊息肉、胆囊切除术后等。③胃肠道疾病，如胃肠道肿瘤、炎症性肠病、肠易激综合征及功能性腹泻。④感染性疾病，如肠结核、阿米巴肠病、慢性菌痢、真菌感染等。⑤药源性腹泻，即某些药物或药物间相互作用引发的慢性腹泻，如中药大黄、番泻叶等。

（二）根据病理生理特点分类

腹泻按病理生理特点分类，可分为渗出性腹泻、渗透性腹泻、分泌性腹泻、吸收不良性腹泻、胃肠蠕动加速性腹泻。

第一章　腹泻的一般医学知识

1. 渗出性腹泻　渗出性腹泻是由炎症所引起的腹泻。黏膜炎症时渗出大量黏液、脓、血，可致腹泻。渗出性腹泻的病理生理复杂，由于炎性渗出物可增高肠内渗透压，如肠黏膜有大面积损伤，电解质、溶质和水的吸收可发生障碍；黏膜炎症可产生前列腺素，进而刺激分泌，增加肠的动力而引起腹泻。

渗出性腹泻又分为感染性和非感染性两类。感染性炎症中常见的有肠道局部感染，如细菌性痢疾、阿米巴痢疾、病毒性肠炎等；全身性感染疾病并累及肠道发生炎症，因渗出过多可导致腹泻，如伤寒、沙门菌感染、败血症、血吸虫病等。非感染性炎症如原因未明的非特异性溃疡性结肠炎、克罗恩病、放射性肠炎、变态反应性的嗜酸粒细胞性胃肠炎，以及结肠憩室炎等肠道的其他炎症性疾病，也可因渗出增多而引起腹泻；还有胃肠道肿瘤如结肠癌、直肠癌，由于黏膜受累尤其伴有肠炎时，也常引起腹泻。

渗出性腹泻的特点为粪便含有渗出液和血，结肠尤其是左半结肠的病变常可引起肉眼能见的脓性便，如存在糜烂或溃疡则往往伴有血液；病变部位若在小肠，渗出液和血与粪便均匀地混合，其中的细胞易被破坏，若非大量渗出或出血，或肠蠕动过快，一般肉眼看不到脓血便，需要借助显微镜检查才可发现。患者的病症和全身症状、体征的严重程度取决于肠受损程度。

2. 渗透性腹泻　渗透性腹泻是由于肠腔内含有大量不被吸收的溶质（非电解质），肠腔内有效渗透压过高，阻碍了肠壁对水和电解质的吸收所致。

引起渗透性腹泻的原因有两种。一种是药物，如硫酸镁、硫酸钠等高渗性泻药,氧化镁、氢氧化镁等制酸药,甘露醇、山梨醇等脱水药,乳果糖等降氨药及中药芒硝。另一种是高渗性食物,主要是某些碳水化合物,因水解酶缺乏或其他原因而不被肠黏膜吸收,形成高渗透压的肠内容物而引起腹泻。常常因为个人体内先天性乳糖酶缺乏,导致乳糖吸收不良,医学上称为乳糖不耐受症。这在我国较常见。例如,有的人摄入牛奶或乳制品后发生水泻、腹绞痛、腹胀和排气增多的症状。这是因为未消化的乳糖聚积,使肠内渗透压增高而吸收大量水分所引起的。有的人最初饮用乳制品后腹泻,若避免空腹饮用,慢慢适应后可能就不泻了。

渗透性腹泻者肠腔内渗透压超过血浆渗透压,粪便中含有大量未消化吸收的食物或药物,只要停服相关药物、不食用相关食物后,腹泻就会缓解并自愈。

3. 分泌性腹泻 肠道分泌主要是黏膜隐窝细胞的功能,吸收则靠肠绒毛腔面上皮细胞的作用。当分泌量超过吸收能力时可致腹泻。刺激肠黏膜分泌的因子可分为以下4类。

(1)细菌的肠毒素:如霍乱弧菌、大肠埃希菌、沙门菌等的毒素。

(2)神经体液因子:如血管活性肠肽(VIP)、血清素、降钙素等。

(3)免疫炎性介质:如前列腺素、白三烯、血小板活化因子、肿瘤坏死因子、白介素等。

(4)去污剂和药物:如胆盐和长链脂肪酸,通过刺激阴离子分泌和增加黏膜上皮通透性而引起分泌性腹泻;还有各种通便药,如蓖麻油、酚酞、双醋酚汀、芦荟、番泻叶等,均可致此类腹泻。

肠道分泌大量电解质和水分的机制相当复杂。近年发现，肠黏膜隐窝细胞中的第二信使如环磷酸腺苷（cAMP）、环磷酸鸟苷（cGMP）、钙离子等的增加是诱导黏膜分泌的重要环节。例如，霍乱弧菌和血管活性肠肽都是先与上皮细胞刷状缘上的受体结合，激活腺苷环化酶-cAMP 系统，致 cAMP 浓度增高，引起大量肠液分泌。不是所有刺激肠黏膜分泌的因子都通过 cAMP 浓度增高引起分泌性腹泻，如梭状芽孢菌是通过钙离子增加而引起分泌性腹泻。

4. 吸收不良性腹泻　吸收不良性腹泻是由许多疾病造成的弥漫性肠黏膜损伤和功能改变而导致吸收不良引起的腹泻。其常见原因如下。

（1）肠黏膜吸收功能减弱：如热带性口炎性腹泻、成人乳糜泻等均有肠黏膜病变，肠镜可见肠绒毛变形，比正常粗短或萎缩，微绒毛杂乱或消失。成人乳糜泻在国内少见，是一种先天性肠吸收障碍，又称麦胶性肠病。

（2）肠黏膜面积大大减少：小肠被手术切除超过全长的75％或剩余肠段少于 120 厘米可致短肠综合征，各种营养物质的吸收均不完全。回肠末段被切除或病损时，胆盐重吸收障碍可致脂肪吸收不良。

（3）细菌在小肠内时间过长：小肠内容物在肠腔内停滞和细菌过度繁殖引起的腹泻、贫血、吸收不良和体重减轻的综合征，即盲袢综合征，亦称"小肠污染综合征"。这可因小肠狭窄、憩室、硬皮病及神经功能失调等引起，但主要见于胃切除、胃肠吻合术后导致盲袢或盲袋（即肠袢）的形成，并发生淤滞而引起。

（4）肠黏膜弥漫性充血水肿：这是一种发生在直肠内的慢性炎症，排便次数多并有黏液，有肛门下坠、里急后重表现，总有便意感，是糜烂、溃疡性直肠炎特有的典型症状。患者常因门静脉高压或右心衰竭引起肠黏膜充血水肿或淤血，从而导致吸收不良和腹泻。

（5）先天性选择吸收障碍：以先天性氯泻最为典型，但此病较罕见。氯泻也可有继发性的，见于长期腹泻而缺钾的患者。此种腹泻的临床特点为粪便中氯化物浓度与正常相反，超过钠与钾离子浓度之和；有严重的水泻，使大量氯化物和钠、钾离子丢失，造成代谢性碱中毒和低氯、低钠、低钾血症。

吸收不良性患者，肠内容物由未吸收的电解质和食物成分组成，渗透压较高，在禁食后可减轻腹泻。

5. 胃肠蠕动加速性腹泻　胃肠蠕动加速性腹泻是指因胃肠蠕动增快，以致食糜没有足够的时间被消化和吸收而致的腹泻。胃肠蠕动加速性腹泻者的粪便稀烂或水样，粪便中无或少见炎性细胞，肠鸣音亢进，可伴有阵发性腹痛。

胃肠蠕动加速性腹泻的病因主要有：①患者多因胃大部切除术，幽门、回盲括约肌或肛门括约肌切除，使幽门或回盲部的活瓣作用消失，以致所摄取的食物过快通过胃肠道而形成腹泻。②人受到精神刺激可引起肠蠕动增加而出现腹泻，如情绪性腹泻及肠易激综合征等。③患有腹腔和盆腔炎，可反射性地引起肠蠕动增加而导致腹泻。④甲状腺功能亢进、类癌综合征及肾上腺危象等疾病所出现的腹泻也都因肠蠕动过快所致。

（三）根据生理功能部位分类

腹泻按生理功能部位分类，可分为胃源性和肠源性腹泻、功能性腹泻、内分泌失常性腹泻等。其中，发生最多的是胃源性和肠源性腹泻。

胃源性和肠源性腹泻是腹泻中最常见的类型，其腹泻主要表现为腐败性消化不良，每日排便多次，常在晨起或餐后排解，无肠绞痛，粪便深褐色，带泡沫，糊状便多于水样便，具有刺鼻性恶臭，含氨量增加，呈碱性反应，排气量较少，但有恶臭，有时患者嗳气有臭蛋味。这类腹泻可由许多原因引起。

根据其病因的不同，胃源性和肠源性腹泻又可分为炎症性腹泻、胃肠肿瘤性腹泻、吸收障碍性腹泻、变态反应性腹泻、食物中毒性腹泻、化学毒性腹泻、药物作用性腹泻、营养不良性腹泻等多种类型。

1. 炎症性腹泻 炎症性腹泻又可分为感染性腹泻和非感染性腹泻。

（1）感染性腹泻：①病毒感染。最多见的有轮状病毒、肠腺病毒、诺沃克病毒、艾柯病毒、星状病毒、冠状病毒、嵌杯样病毒等，很多病毒感染后都可引起腹泻。②细菌感染。最常见的有痢疾杆菌、沙门菌、霍乱弧菌、副溶血性弧菌、弯曲菌、金黄色葡萄球菌感染和溃疡性肠结核等，很多细菌感染后导致的疾病都可引起胃肠炎而发生腹泻。另外，真菌感染如肠念珠菌病等，亦可发生腹泻。③寄生虫感染。可发生腹泻的寄生虫感染性疾病，较多见的有阿米巴肠病、梨形鞭毛虫病、血吸虫病、钩虫病、姜片虫病、绦虫病等。

（2）非感染性腹泻：如炎症性肠病（包括慢性非特异性溃疡性结肠炎和克罗恩病）、急性出血性坏死性肠炎、放射性肠炎及缺血性肠病等均可引起腹泻，结肠憩室炎或结肠息肉并发结肠炎也可伴有腹泻。

2. 胃肠肿瘤性腹泻　如小肠恶性淋巴瘤、结肠癌、直肠癌等，导致肠黏膜的浸润、糜烂和溃疡等病变，均可引起腹泻；Apud瘤、胃泌素瘤、类癌及胰性假性霍乱等，由于产生大量的胃肠肽类物质而引起腹泻。

3. 吸收障碍性腹泻　小肠内的化学物质及酶如果无法对消化过程产生辅助作用，使食物中的某些成分得不到完全吸收，就称为吸收障碍。小儿乳糜病、热带和非热带斯泼卢病、乳糜管或肠系膜淋巴结病变引起的肠腔内菌群失调，以及小肠部分切除或短路手术等，均可引起营养物质的吸收障碍而发生腹泻。

4. 变态反应性腹泻　有的人因对乳制品、鱼虾等食物过敏，引起肠变态反应性疾病而导致腹泻。

5. 食物中毒性腹泻　因食用了各种受到污染的食品所引起的腹泻，常见有食用不洁净的瓜果、剩饭菜、生冷食品等，特别是被病原微生物污染的食品，如被葡萄球菌肠毒素污染的食品；还有如河豚、野菇、桐油等有毒的动、植物等，食用后均可引起食物中毒性腹泻。

6. 化学毒性腹泻　如砷、汞、磷、酒精等许多化学物质会致人中毒而表现为腹泻。另外，还有某些药物所致的药物性腹泻。

三、中医学对腹泻的认识

中医学称腹泻为泄泻,把粪便质薄而势缓称为"泄",粪便泻出如水样而势急称为"泻",泄泻由此而得名。泄泻是指以排便次数增多,粪质溏薄或完谷不化,甚至泻出如水样为特征的常见病症。

中医学认为,腹泻是由外邪入侵、脏腑功能失调、精神情志变化、饮食内伤等各种原因引起脾胃运化失常,或元气不足,脾肾虚衰所致,可见于多种疾病。

辨证施治是运用中医理论来观察、分析、诊断、治疗疾病的原则和方法。所谓辨证就是分析、辨认疾病的证候,即以脏腑经络、病因、病机等基本理论为依据,通过"望闻问切"诊断手段所收集的患者症状、体征及其他临床资料进行分析、综合,辨清疾病的原因、性质、部位,以及邪正之间的关系,进而概括、判断并作出结论。施治则是根据辨证的结论,确立相应的治疗方案,进行选方用药。

中医学根据辨证施治理论,把腹泻分为湿热型腹泻、寒湿型腹泻、脾虚型腹泻。

(一)湿热型腹泻

这是肠道感染后多见的一类腹泻,好发于夏秋之交,因外受湿热疫毒侵袭肠胃,使其传化失常而发生泄泻。湿热型腹泻的常见症状有泻下急迫,泄而不爽,肛门灼热,烦热口渴,小便短赤等。中医学认为,这是外受湿热疫毒之气侵及肠胃,郁遏于中焦,湿热郁蒸,气血阻滞,气血与湿热疫毒相搏结化为脓血,传化失常而发生泄泻;肠中有热则泻下急迫;湿热互结则泄而不爽;湿热下则肛门灼热;湿热内盛则烦热口渴,小便短赤;舌红、苔黄腻,脉滑数则均为湿热之象。

湿热型肠道感染多见于疾病的急性期。活动期病情危重或疾病发展的高峰期,高热不退,症状逐渐加重。这类腹泻按中医辨证属于湿热型肠道感染,用抗生素治疗无效或效果不明显,用中药治疗则可取得良好疗效。据现代医学研究,白头翁、黄连、黄柏等有广泛的抗菌作用,对痢疾杆菌、大肠埃希菌、枯草杆菌、铜绿假单胞菌、伤寒杆菌、副伤寒杆菌、霍乱弧菌、阿米巴滋养体等均有抑制作用。白头翁对肠黏膜有收敛作用,能止泻止血。

(二)寒湿型腹泻

寒湿型腹泻多因受凉及生冷饮食所致,常表现为舌苔白腻,腹泻清稀,甚至呈水样便,有肠鸣胀痛、身寒喜温、少食等症状。中医学认为,患者发生寒湿型腹泻时可让其适当排泄出体内毒素,要慎用抗生素和止泻药。这种类型的腹泻一般可选用白术丸和藿香正气丸治疗,若没有藿香正气丸,用其片、水、软胶囊均可;食用山药、薏苡仁粥,可健脾利湿止泻。

(三)脾虚型腹泻

脾虚在《黄帝内经》的《素问·脏气法时论》中是泛指脾之阴阳、气血不足的各种病证,多因饮食失调、寒温不适、忧思、劳倦过度或久病伤脾所致。其症见消瘦面黄、四肢乏力、食不消化、腹痛、肠鸣、泄泻、水肿、便血、崩漏等。中医学认为,脾胃是"后天之本",主运化饮食。脾胃虚弱者常面色萎黄、容易疲劳、食欲不好、易腹泻,由于营养吸收较差,通常比较消瘦。脾虚导致饮食不易消化,还会"生湿",表现为腹泻,应主要选用健脾益气类的中药治疗。

第二章 传染病所致腹泻的防治

一、鼠 疫

鼠疫也称黑死病,是由鼠疫杆菌所致的一种古老的烈性传染病,属国际检疫传染病之一,也是我国法定管理的甲类传染病。鼠疫常分为腺鼠疫、肺鼠疫、败血症型鼠疫等各种类型,一般典型的腹泻症状较少,但在鼠疫的少见类型——肠炎型鼠疫中,除全身中毒症状外,有典型腹泻及黏液血样便,并有呕吐、腹痛、里急后重等消化道症状。

(一)传播途径与流行情况

鼠疫一般在人间发生流行之前,先在鼠类中流行,由鼠蚤吸血后叮咬其他动物而扩散传播范围;人间鼠疫是人被感染的鼠蚤叮咬而受到传染后所致,也可因宰杀感染后的动物由破损创口侵入感染,或因吸入含鼠疫病菌的气溶胶(液态或固态微粒在空气中的悬浮体系)而感染。

鼠疫传染性强,病死率高,历史上曾给人类造成极大危害。本病有自然疫源性,一般先流行于鼠类及其他啮齿动物,常借蚤类为媒介而传染给人,往往先呈散发性发病,继而扩散或流行。全球曾发生过有文字记载的三次鼠疫大流行,夺走了约 3 亿人的生命。第一次发生在公元 6 世纪,从地中海地区传入欧洲;第二次发生在 14 世纪,波及欧、亚、非,同时波及我国;第三次是 19 世纪,从 1894 年到 1900 年,传播 32 个国家,包括我国。

自 1940 年后,人间鼠疫已控制在较小范围内流行。然而,值得关注的是至今鼠疫在全球仍然时有出现。近年来,不少报道显示,鼠间鼠疫疫情较为活跃。在鼠间鼠疫处于活跃的情况下,人间鼠疫病例难免会有散发。世界卫生组织有关资料表明,今后一段时间内,鼠疫有可能出现高峰。因此,人间鼠疫的防控不能懈怠。

(二)发病机制与症状特征

鼠疫病菌自皮肤侵入后,一般经淋巴管到达局部淋巴结,引起原发性淋巴结炎及周围组织炎症反应。淋巴结高度充血、出血,受累淋巴结可互相融合,周围组织水肿、出血。淋巴结内含大量病菌及其毒素,进入血流引起全身感染、败血症及严重毒血症。如病变不继续发展,即成为临床上的腺鼠疫。若病菌经血进入肺组织可产生继发性肺鼠疫,再由呼吸道排出的病菌通过飞沫传给他人又可引起原发性肺鼠疫。各型鼠疫均可能引起继发性败血症型鼠疫。鼠疫的基本病变是血管与淋巴管内皮细胞的损害及急性出血性坏死性变化。其通常的发病症状表现为突然寒战、高热、剧烈头痛、呕吐、面部发红、眼红、皮肤有出血点等。鼠疫可分几个类型,各类型鼠疫的临床特征如下。

1. 腺鼠疫　腺鼠疫最多见,特征为腹股沟部、腋下、颈部淋巴结迅速肿大，极度疼痛，坚硬，推之不易移动，晚期可化脓、溃破。未经适当治疗者终将转化为败血症或肺鼠疫，可在 1 周内死亡。本病发病之初急起寒战、高热、头痛、乏力、全身酸痛，偶有恶心呕吐、烦躁不安、皮肤瘀斑出血等；发病时可见蚤叮咬处引流区淋巴结肿痛，发展迅速；第 2～4 天达高峰，腹股沟淋巴结最常受累，其次为腋下、颈部及颌下，由于淋巴结及周围组织炎症剧烈，使患者呈强迫体位，如不及时治疗肿大的淋巴结，可迅速化脓破溃，在 3～5 天可因严重毒血症继发肺炎或败血症而死亡；治疗及时或病情轻缓者腺肿逐渐消散或伤口愈合而康复。

2. 肺鼠疫 肺鼠疫病死率最高，可原发或继发于腺型，在鼠疫流行高峰多见。肺鼠疫发展迅猛，急起高热，全身中毒症状明显；发病数小时后出现胸痛、咳嗽、咳痰，痰由少量迅速转为大量鲜红色血痰；呼吸困难与发绀迅速加重；肺部可以闻及湿啰音，呼吸音减低；体征与症状常不相称，未经及时抢救者多于 2～3 天死于心力衰竭。休克患者临终前高度发绀，皮肤常呈黑紫色，故有黑死病之称。

3. 败血症型鼠疫 败血症型鼠疫可原发或继发，原发者发展极速，全身中毒症状、中枢神经系统症状及出血现象严重，患者迅速进入神志不清、谵妄或昏迷，若抢救不及时，常在 1～3 天死亡。

4. 轻型鼠疫 轻型鼠疫有不规则低热，全身症状轻微，局部淋巴结肿痛，偶有化脓，无出血现象，多见于流行初、末期，或患者曾是预防接种者。

5. 其他少见类型鼠疫

（1）肠炎型：肠炎型鼠疫除全身症状外，有呕吐、腹痛、腹泻,里急后重及黏液便,粪便中可检出病菌。

(2)皮肤型:皮肤型鼠疫在蚤叮咬处出现疼痛性红斑,迅速形成疱疹和脓疱,可混有血液,亦可形成疖痈,其表面包有黑色痂皮,周围暗红,底部为坚硬的溃疡,颇似皮肤炭疽,偶见全身性疱疹类似天花或水痘。

(3)眼型:眼型鼠疫病菌侵入眼部,引起结膜充血肿痛,甚至形成化脓性结膜炎。

(4)咽喉型:咽喉型鼠疫病菌由口腔侵入,引起急性咽炎及扁桃体炎,可伴有颈淋巴结肿大,亦可为无症状的隐性感染,但咽部分泌物培养可分离出鼠疫杆菌,患者多是曾接受过预防接种者。

(5)脑膜炎型:脑膜炎型鼠疫可为原发或继发,有明显的脑膜刺激症状,脑脊液为脓性,涂片及培养可检出鼠疫杆菌。

(三)诊断与治疗

在鼠间鼠疫流行区域和发现人有初期感染或不典型病例出现时,应根据鼠疫的临床症状特征作出判断,只要有可疑之处,就应立即去看专科医生。医生根据流行病学资料及典型临床特征,即可作出诊断。对轻型病例诊断,须与急性淋巴结炎、恙虫病、钩端螺旋体病、斑疹伤寒、流行性出血热等相鉴别。对可疑病例进行细菌学或血清学检查,检出鼠疫杆菌是确诊的最重要依据。

现代的医疗技术对鼠疫的防治效果十分有效,但必须要早发现、早治疗;尤其是首例患者的及时发现,对鼠疫在人间感染流行的防治十分重要。

1. 隔离防护 患者应隔离在单间病房,绝对卧床休息,急性期给予高热能、高维生素流质饮食,补液、降温,适当给予镇静镇痛药,注意心肺功能,出现休克、心力衰竭倾向时应及时对症治疗。病区严格执行防鼠、灭蚤措施,预防感染接触人员。隔离至症状消失,局部分泌物、血或痰培养每3天1次,病菌呈阴性3次(肺鼠疫6次)方可出院。

2. 抗菌治疗 早期足量选用敏感有效抗菌药是取得良好疗效的关键。氨基苷类均有效,链霉素为首选药。链霉素可治疗各型鼠疫,疗效快,不易复发,应与四环素等药物联合使用,以防产生耐药。

治疗时须由医生根据患者情况制定临床治疗方案,以下仅供参考:链霉素治疗,成人首日用量可为2～4克,分2～4次肌内注射,一般用药3～5日后体温下降;全身症状好转后可减量至1～2克/日,疗程以10日为宜。也有主张对肺型及败血症型等危重患者首日链霉素可用至4～6克或更多。但临床实践显示,危重患者首次用大量链霉素后,可导致赫氏反应,引起严重致死性休克;对老年患者的听神经毒性及肾脏损害应特别警惕。对链霉素过敏者可用四环素2～4克/日,或氯霉素2～4克/日,分4次口服或分次静脉滴注,热退后减半;亦可用庆大霉素8万单位,每日3～4次肌内注射或静脉滴注,疗程可为7～10日。脓毒血症症状严重者可加用肾上腺皮质激素静脉滴注,症状好转后即可停药。实验表明,多种广谱抗菌药物对鼠疫杆菌均有较强的抑制作用,特别是头孢曲松、头孢噻肟、氧氟沙星及利福平等对鼠疫杆菌与链霉素同样有效,可酌情选用。

局部治疗:淋巴结肿可用5%～10%鱼石脂酒精或

0.1％依沙吖啶(雷佛奴尔)外敷,周围注射链霉素 0.5～1克,已软化不能吸收时可切开排脓。眼鼠疫可用金霉素、四环素眼药水滴眼,每次 3～5 滴,然后用生理盐水冲洗。

(四)预防

1. 管理传染源　加强传染病检疫,防止鼠疫从境外传入。发现疑似或确诊鼠疫患者,应及时分别隔离,并在 6 小时内向卫生防疫机构报告;对接触者检疫 6 天;肺鼠疫隔离至痰培养 6 次阴性;腺鼠疫隔离至淋巴结肿完全消散后再观察 7 天。患者排泄物及用具应彻底消毒或焚毁。对患者生活与停留的居室应实行从外到里的雨淋样喷雾消毒,连续 2次,室内每次喷雾后关闭一昼夜。对死者尸体应消毒并立即火化或深埋。疫区封锁至少 9 天,做好捕鼠、灭鼠和消灭其他疫源动物,控制鼠间鼠疫。

2. 切断传播途径　患者康复出院时必须更衣、灭蚤、擦澡灭菌;所有用具都要彻底消毒。健康人群要重视生活环境和个人卫生清洁,坚持消毒灭菌不留死角,灭蚤必须彻底。

3. 重视个人防护　医务和防疫人员进入疫区,应穿戴衣裤相连的衣帽、口罩、防护眼镜、胶皮手套及长筒靴;接触患者或病鼠后,还可用四环素每日 2 克,分 4 次服用,或链霉素每日 1 克,分 2 次肌内注射,疗程均为 6 天。

4. 接种鼠疫菌苗　目前世界上普遍认为,现有的几种免疫制剂,包括鼠疫活菌苗、死菌或提纯菌苗,在预防人间鼠疫发生上的免疫效果均不理想,主要是接种后免疫强度不高,免疫效期短,不能完全保证免疫人群不发病。

我国目前用无毒活菌苗。皮肤划法的反应较容易被接受,但划痕深浅及进入人体的菌苗不易掌握。接种后10天产生免疫力,1个月后达高峰,6个月后逐渐下降,1年后消失。为保证免疫效果,每6~12个月需加强复种1次。

对疫区和疫区周围人群、防疫人员及常到疫区的其他人员,到卫生防疫站去进行免疫接种是预防鼠疫的重要措施。需要注意的是,有急性传染病、活动性结核、严重心肝肾疾病、严重皮肤病及严重过敏史、发热及其他严重疾病患者禁用;免疫缺陷症者、用免疫抑制药治疗者及妊娠期或产后6个月内的哺乳妇女禁用。一般每年免疫接种1次,去疫区者接种10天后方可进入疫区。接种后一般反应轻微,少数人划痕处出现浸润,个别人体温稍高,一般不会有不良影响。

总而言之,虽然目前鼠疫还没有办法消灭,但是从已经掌握的医学科技水平和各项预防措施看,是可以治疗和防控的。要让鼠疫远离个人,除了加强自身防护、提高机体免疫力之外,管理好自己、养成健康的生活方式更为重要。

二、霍 乱

霍乱是人体受霍乱弧菌感染后引起的烈性肠道传染病,被列为国际检疫传染病,也是我国法定管理的甲类传染病。霍乱弧菌包括古典生物型和埃尔托生物型两种,前者引起的病为霍乱,后者称为副霍乱。由于二者的临床表现、流行病学特点及防治措施等方面基本相同,1962年5月第十五届世界卫生大会决定,将副霍乱列入《国际卫生条例》检疫传染病霍乱项之内,并与霍乱同样处理。1992年10月在印度东南部又发现了一个引起霍乱流行的新血清型菌株（O139），据研究，它在水中的存活时间较长，可能成为引起世界性霍乱流行的新菌株。

（一）传播与流行特点

1. 霍乱弧菌的特性　霍乱弧菌是人类受霍乱危害的元凶，它有两个生物型，即古典生物型和埃尔托生物型，这两个生物型在形态及血清学性状方面几乎相同，霍乱弧菌能分解蔗糖、甘露醇，产酸不产气，不能分解阿拉伯胶糖。霍乱弧菌在未经处理的粪便中可存活数天；在冰箱内的牛奶、鲜肉和鱼虾等水产品中存活时间分别为2～4周、1周和1～3周；在室温下存放的新鲜蔬菜中可存活1～5天；在砧板和布上可存活相当长时间；在玻璃、瓷器、塑料和金属上存活时间不超过2天。霍乱弧菌古典生物型在外界环境中生存能力不强，而埃尔托生物型抵抗力较强，在河水、井水、池塘水和海水中可存活1～3周，甚至更长，有时在局部自然水中也能越冬。埃尔托生物型弧菌可黏附于海洋甲壳类生物表面，分泌甲壳酶，分解甲壳作为营养而长期存活，如埃尔托生物型弧菌被人工饲养的泥鳅、鳝鱼吞食后，可在其体内生长繁殖，然后排入水中。

2. 霍乱弧菌的传播特点　人类在自然情况下是霍乱弧菌的唯一易感者，主要通过污染的水源或饮食及其污染物经口传染。其传播特点如下。

（1）地域分布：一般多以沿海为主，特别是江河入海口附近的江河两岸及水网地带，但也可传入内陆、高原和山地，甚至沙漠地区。其发病率，沿海沿江区域高于平原，平原高于半山区和山区,盐碱地区高于非盐碱地区;沿海及盐碱地区的水源含盐量高,水质偏碱,温度和湿度有利于霍乱弧菌生存繁殖。这些区域的渔民和船员活动频繁,传染源扩散机会多;居民大多饮用河水、沟水、池塘水和有生食或半生食水产品习惯,从而更加促使霍乱的发生和流行。近年来,随着交通的发达、经济贸易的交流、人口的大量流动,在内陆及开放地区也时有霍乱的发生、暴发和流行。

(2)季节分布:与各地的流行季节及当地所处自然条件如地域纬度、气温、雨量等密切相关。我国绝大多数地区的发病季节一般在5~11月,而流行高峰多在7~10月。

(3)人群分布:即指人群中不同年龄、性别、职业等分布情况,男女老少普遍易感,但因免疫水平和感染机会不同,其发病率会有差异。新疫区发病年龄差别不明显,或成人发病较多;老疫区往往以幼儿较多;男女发病率差异因活动范围和感染机会等不同而有所不同;渔民、船民、农民等发病较多;流动人口这一特定群体已成为某些地区的主要发病人群,这与他们的受感染机会、生活水平、居住条件和卫生习惯等有关。

(4)扩散方式:自流行区向外扩散,近程传播使疫区逐渐扩大,主要通过外环境的污染尤其是水体与食物污染,以及患者与带菌者的扩散而实现。远程传播可从一地传至另一地,甚至从一国传到另一国,其主要通过轻型患者、带菌者和在某些情况下通过转移而实现。越来越便利的交通发展为其传播提供了重要条件。

(5)流行形式:一种是暴发流行,即在一个局部地区或单位,短期内出现大量患者,常常是水型或食物型暴发;另一种是迁延型散发，即在数周至数月内只有少数霍乱患者散在发生，而相互间往往不易找出明显联系。这两种流行形式常常并存，一般新疫区以暴发多见，老疫区以散发多见。这与不同类型的病原体相关，古典型霍乱弧菌、埃尔托型霍乱弧菌易暴发流行，而埃尔托型霍乱弧菌还可引起散发病例；O139霍乱既可引起暴发，也多有散发，其特点似与埃尔托型霍乱基本一致。

（二）发病机制与临床表现

霍乱主要表现为剧烈的呕吐、腹泻、失水，死亡率极高。它发病急，传播快，波及面广，危害大。临床上将其分为轻型、中型、重型和中毒型（暴发型），中毒型也称干性霍乱，是较罕见类型。

在一定条件下，霍乱弧菌进入小肠后，依靠鞭毛的运动穿过黏膜表面的黏液层，可能借菌毛作用黏附于肠壁上皮细胞上，在肠黏膜表面迅速繁殖，经过短暂潜伏期后便急骤发病。该菌不侵入肠上皮细胞和肠腺，也不侵入血流，仅在局部繁殖和产生霍乱肠毒素。此毒素作用于黏膜上皮细胞与肠腺，使肠液过度分泌，从而患者出现上吐下泻，泻出物呈"米泔水样"并含大量霍乱弧菌，此为本病典型的特征。

霍乱弧菌产生致病性的是内毒素和外毒素。人的正常胃酸可杀死霍乱弧菌，但胃酸低下时或入侵霍乱弧菌数量多时，未被胃酸杀死的霍乱弧菌会进入小肠，在碱性肠液内迅速繁殖，并产生大量强烈的外毒素。这种外毒素对小肠黏膜的作用是引起肠液的大量分泌，超过肠管再吸收能力时，就会出现剧烈泻吐，严重脱水，致使血浆容量明显减少，体内盐分缺乏,血液浓缩,出现周围循环衰竭。由于剧烈泻吐,导致电解质丢失、缺钾缺钠、肌肉痉挛、酸中毒等,会发生休克与急性肾衰竭,甚至失去生命。

患者多以突然腹泻开始,继而呕吐,一般无明显腹痛,无里急后重感;每日排便数次,甚至连续不断,量多者为2 000～4 000毫升,严重者为8 000毫升以上,初为黄水样,随后转为米泔水样便,少数患者有血性水样便或柏油样便,腹泻后出现喷射性呕吐,初为胃内容物,继而水样或米泔样。由于剧烈泻吐,患者体内大量液体及电解质丢失而出现脱水表现,轻者口渴,眼窝稍陷,唇舌干燥;重者烦躁不安,眼窝下陷,两颊深凹,精神呆滞,皮肤干而皱缩,失去弹性,声音嘶哑,四肢冰凉,体温常降至正常以下,肌肉痉挛或抽搐。患者脉搏细弱,血压下降,血红蛋白及血浆比重显著增高,尿量减少,甚至无尿。由于机体内有机酸及氮素产物排泄障碍,患者往往出现酸中毒及尿毒症初期症状,如全身肌肉张力减退、肌腱反射消失、肠麻痹、心律失常等。患者生命垂危,但若能及时妥善抢救,仍可转危为安,逐步恢复正常。在恢复期,少数患者(以儿童多见)可出现发热性反应,体温升高至38～39℃,一般持续1～3天后自行消退。

(三)诊断与治疗

1. 尽早到医院进行病原学诊断 在霍乱疫区流行季节或流行期间,如果个人发生腹泻、呕吐等症状,尤其是剧烈的无痛性水样腹泻,应马上到医院进行病原学诊断,检查是否感染霍乱弧菌。

应强调注意的是:不仅在霍乱疫区内或近日去过霍乱

疫区后发生腹泻的人应及时到医院就诊并留粪便做霍乱病原学检查；而且，曾与霍乱感染者一起就餐或密切接触的人即便没有腹泻，也应主动留送粪便到医院检测确定是否受到感染。这样做可早发现、早治疗，减少和避免对机体更大的伤害。

（1）疑似霍乱患者：凡在霍乱流行期、曾接触过霍乱患者、有腹泻症状而无其他原因可查者，病原学检查未确诊前应为疑似病例。

（2）轻型霍乱患者：凡粪便培养霍乱弧菌阳性，或有典型霍乱症状而粪便培养阴性又无其他原因可查者，在疫源检索中发现粪便培养阳性前 5 天内可判断为轻型霍乱患者。轻型不典型的霍乱病例鉴别诊断较难，一般仅有轻度腹泻，不伴有呕吐，血压、脉搏正常，神志清楚，病程短，于 2～3 天可自行痊愈。

（3）暴发型或干性霍乱：暴发型或干性霍乱比较少见，起病后无泻吐或泻吐较轻，无脱水或仅轻度脱水，但可迅速转入休克状态和严重的中毒性循环衰竭，病死率极高。

医生在诊断霍乱时要与下述腹泻相鉴别：痢疾杆菌、沙门菌、葡萄球菌、变形杆菌等引起的细菌性食物中毒；副溶血性弧菌引起的腹泻；产肠毒素大肠埃希菌性腹泻；病毒性特别是轮状病毒性胃肠炎；寄生虫性腹泻；某些毒物如有机磷农药、三氧化二砷等引起的腹泻。

2. 及时在医院传染病房进行隔离治疗　霍乱只要及早发现，及时补充体内水分与电解质，对症治疗，合理使用中西医抗菌药物，治愈并不困难。

对发现腹泻脱水者，应在未送医院前设法尽快补充体内失水,可先饮用盐溶液和葡萄糖溶液。危重患者应先就地或就近抢救治疗,使病情稳定,在医护人员陪同下送往指定的医院隔离病房治疗。

对疑似霍乱患者,应与已确诊患者分开隔离。

不同临床分型的患者治疗的方法不同:轻度脱水患者,以口服补液为主;中、重型脱水患者,须立即进行静脉输液抢救,待病情稳定、脱水程度减轻、呕吐停止后改为口服补液。

在液体治疗的同时,给予抗菌药物治疗以减少腹泻量和缩短排菌期。常用的中成药有藿香正气丸剂和软胶囊,有满意的止腹泻、止呕吐效果;西药抗生素有诺氟沙星(氟哌酸)、环丙沙星等。需要注意的是,使用药物治疗一定要遵医嘱,根据患者情况用药,不能用药过量,尤其不能滥用抗生素。

无论男女老幼,一旦被确诊感染霍乱,不管是轻型还是带菌者,均应隔离治疗。霍乱症状消失、停服药物治疗后,连续 2 天粪便培养未检出霍乱弧菌者,才可以解除隔离。

感染霍乱后,不及时上报和不接受隔离治疗,属违反《中华人民共和国传染病防治法》的行为。患者和带菌者要配合疾病预防控制中心工作人员,做好流行病学调查统计;对密切接触者进行检疫采样;对疫病者家里或疫点进行消毒等各项工作。

(四)预防

霍乱弧菌对日光、干燥、化学杀菌剂、酸和热较敏感,在海水中存活时间比在淡水中要长。埃尔托生物型霍乱弧菌存活力比古典生物型霍乱弧菌强。对霍乱的预防主要依靠处理水源和各个被霍乱弧菌污染的位置和污物,保证安全的公共卫生设施,接种霍乱疫苗,降低发病率,减轻症状和降低死亡率。

1. 预防霍乱必须把好"病从口入"关　霍乱弧菌感染发病在夏秋季较集中,它可通过水、食物、餐具、手的污染而传播;苍蝇带来的污染更不容忽视,预防霍乱必须警惕"病从口入"。

人们的不良饮食习惯会直接把病菌经口引进体内而受感染。例如,生食海产品最易受到病菌感染。由于霍乱弧菌在酒精中仍能存活,生吃的醉虾、醉蟹往往成为传染源,所以应当蒸煮熟后再食用;不少人天热时喜欢生冷饮食,这给霍乱弧菌创造了进入人体的机会,要防止这种感染,就应纠正爱喝生水、桶装水和吃生冷食品的习惯,最好加热后凉冷再用;要保持良好的餐饮卫生条件,不给病原体存活的空间,必须注意不在卫生条件差的环境中就餐;就餐时使用公筷,阻断交叉传染。

在日常生活中要做到饭前便后洗手,食品煮熟,隔餐食物热透,生熟食品分开,无牌食品不买,污染食品不摸,腐烂食品不吃。

2. 与霍乱患者接触后要严防传染　如果与霍乱患者共同进餐或密切接触,必须接受医学观察1周;如接触者是食品加工人员,必须暂离工作岗位,直至2次粪便培养阴性为止。医学观察期间,如有腹泻症状者,必须立即报告当地疾病预防控制中心,接触者进行采便检查后,在医生指导下选择药物进行预防。

3. 对有疫情的区域和疫点彻底消毒 采取消毒措施是有效切断霍乱弧菌感染传播途径和控制疫情流行的最重要措施。当发现疫情后，对可能被患者排泄物污染的厕所、餐具、地面、拖把、门拉手、衣物等患者活动时接触的所有位置和物品，都要进行严格细致的消毒。霍乱弧菌对一般的消毒剂都较敏感，使用漂白粉、漂白精、过氧乙酸、戊二醛等均有效。

4. 通过接种霍乱弧菌疫苗进行预防 使用霍乱疫苗已成为可供选择的霍乱预防措施之一。霍乱疫苗接种已有100多年的历史，曾广泛采用的是非经肠道免疫制剂——灭活的霍乱弧菌菌体苗，进行肌内注射。但是，经20世纪60年代霍乱流行区控制试验表明效果不佳，不良反应较大，已被世界卫生组织（WHO）宣布不再推荐应用。

现今研制的 rBS 或 rBS-WC 口服疫苗，不良反应小，免疫效果好，在孟加拉现场试验表明，其预防作用至少可持续3年，在霍乱流行区域危及生命的严重患者可减少50%，被认为是目前最好的，已成为世界卫生组织推荐应用的疫苗。原只有瑞典 SBLVaccineAB 公司生产该疫苗。我国研发的新型 rBS-WC 口服霍乱疫苗（胶囊型）也已获批准上市，主要对 O1 群霍乱有预防作用，同时对产毒性大肠埃希菌感染性腹泻有70%的预防保护作用。该疫苗适用于儿童，到霍乱发生高危地区的旅游者，经常在野外、水上作业者，以及流动人口等。

三、艾滋病

艾滋病又名"获得性免疫缺陷综合征"，是由人类免疫缺陷病毒（HIV）感染后引起的一种危害性极大的传染病。HIV 能攻击人体免疫系统，并把人体免疫系统中最重要的 T 淋巴细胞作为主攻目标，使人体丧失免疫功能。因此，感染 HIV 后人体容易感染各种疾病，并可发生恶性肿瘤等。虽然全世界众多医学研究者付出了巨大努力，但至今尚未研制出根治艾滋病的特效药物，也还没有可用于预防的有效疫苗。艾滋病已被我国列入乙类法定传染病，并为国际卫生监测传染病之一。

艾滋病发病以青壮年较多，80％的患者发病年龄在 18～45 岁，即性生活较活跃的年龄段。HIV 感染者要经过数年甚至长达 10 年或更长的潜伏期后才会发展成典型艾滋病患者。其发病过程分为急性期、无症状期、艾滋病期。

（一）艾滋病传播途径与流行简况

研究认为，HIV 起源于非洲，后由移民带入美国。1981 年 6 月 5 日，美国疾病预防控制中心在《发病率与死亡率周刊》上登载了 5 例患者病例报告，这是世界上第一次有关本病的正式记载，1982 年被命名为"艾滋病"。

1. 艾滋病通过性接触、血液和母婴三种途径传播

（1）性接触传播：HIV 主要通过性接触，包括同性、异性之间的性接触传播。

（2）血液传播：包括输入污染了 HIV 的血液或血液制品，使用受 HIV 污染的针头及注射器，共用其他医疗器械，如注射器和针头消毒不彻底或不消毒，特别是儿童预防注射疫苗未做到"一人一针一管"，其感染危险性更大；口腔科器械、接生器械、外科手术器械、针刺治疗用针等医疗器械消毒不彻底或不消毒;理发、美容(如文眉或穿耳)、文身等刀具、针具,或浴室修脚刀不消毒;同他人共用刮脸、剃须刀具,或牙刷等生活用具;输用未经 HIV 检测的供血者的血或血液制品,以及类似情况下的骨髓和器官移植;救护流血的伤员时,救护者破损的皮肤接触伤员的血液等,均有可能感染 HIV。

(3)母婴传播:也称围产期传播,即感染了 HIV 的母亲在产前、分娩过程中及产后不久将 HIV 传染给了胎儿或婴儿。这可通过胎盘,或分娩时通过产道,也可通过乳汁将 HIV 传染给婴儿。

目前有研究显示,在世界范围内,性接触和吸毒者静脉注射毒品,是艾滋病最主要的传播扩散途径。

但是,与艾滋病患者和 HIV 感染者在日常生活及工作中的一般接触(如握手、共同进餐、共用工具和办公用具等)不会感染 HIV。艾滋病也不会经过坐便器、电话机、餐饮用具、卧具、游泳池或浴池等公共设施传播。咳嗽、打喷嚏及蚊虫叮咬也不会传播艾滋病。

2. 艾滋病在短短几年内就成为全球流行性恶性传染病

自人类发现艾滋病后不久,该病就迅速向全球蔓延,尽管世界卫生组织和各国对 HIV 传播的管控很严,但艾滋病却仍然在短短几年内成为在全球各国流行的恶性传染病。

1985 年,一位到我国的外国旅游者疾病发作住进北京协和医院,很快不治而亡,后被证实死于艾滋病。这是我国第一次发现输入性艾滋病病例。此后,艾滋病感染人数逐年上升。根据中国疾控中心性病艾滋病预防控制中心的消息,截至 2011 年底,我国累计报告 HIV 感染者和艾滋病患者 43.4 万,其中死亡 8.8 万。然而,据联合国艾滋病规划署、世界卫生组织和我国专家组评估,在我国估计存活的艾滋病感染者和患者已有 78 万。目前,我国已确认的感染者与活着的患者在 34.6 万以上。因此专家们估计,还有大约 56％的 HIV 感染者个人尚不知情。

(二)艾滋病的检查与诊断

1. 检查项目

(1)机体免疫功能检查:主要是中度以上细胞免疫缺陷,包括 $CD4^+T$ 淋巴细胞耗竭,外周血淋巴细胞显著减少,CD4＜200/微升,CD4/CD8＜1.0(正常人为 1.25～2.1),迟发型变态反应皮试阴性,有丝分裂原刺激反应低下,NK 细胞活性下降。

(2)各种致病性感染的病原体检查:如用 PCR 方法检测相关病原体,恶性肿瘤的组织病理学检查。

(3)HIV 抗体检测:包括采用酶联免疫吸附法、明胶颗粒凝集试验、免疫荧光检测法、免疫印迹检测法、放射免疫沉淀法等,其中前三项常用于筛选试验,后二者用于确证试验。

(4)其他:PCR 技术检测 HIV。

2. 诊断标准

(1)急性期诊断标准:患者近期有流行病学史和临床表现,结合实验室 HIV 抗体由阴性转为阳性即可诊断,或仅实验室检查 HIV 抗体由阴性转为阳性即可诊断。80％左右的 HIV 感染者感染后 6 周初筛试验可检出抗体,几乎 100％的感染者 12 周后可检出抗体,只有极少数患者在感染后 3 个月内或 6 个月后才检出抗体。

（2）无症状期诊断标准：有流行病学史，结合 HIV 抗体阳性即可诊断，或仅实验室检查 HIV 抗体阳性即可诊断。

（3）艾滋病期诊断标准：原因不明的持续不规则发热38℃以上，超过 1 个月；慢性腹泻每日多于 3 次，超过 1 个月；6 个月之内体重下降 10％以上；反复发作的口腔白色念珠菌感染；反复发作的单纯疱疹病毒感染或带状疱疹病毒感染；卡氏肺囊虫肺炎；反复发生的细菌性肺炎；活动性结核或非结核分枝杆菌病；深部真菌感染；中枢神经系统占位性病变；中青年人出现痴呆；活动性巨细胞病毒感染；弓形虫脑病；青霉菌感染；反复发生的败血症；皮肤黏膜或内脏的卡波西肉瘤、淋巴瘤等。

美国疾病控制中心自 1992 年 4 月开始采用的艾滋病诊断标准特别强调 CD4 细胞数，指出"凡 CD4 细胞数低于200/微升者，不论有无症状，均被认定为艾滋病患者"。此定义简单、明确，但尚未成为国际公认标准。

我国目前艾滋病诊断标准是，血液检查艾滋病抗体阳性者，又具有下述症状中任何一项的，可确诊为艾滋病患者：①在近期内（3～6 个月）体重减轻 10％以上，且持续发热达 38℃。②体重减轻 10％以上，且持续腹泻（每日达 3～5 次）1 个月以上。③卡氏肺囊虫肺炎。④卡波西肉瘤。⑤明显的真菌或其他机会性感染。

（三）艾滋病的治疗

目前，在世界范围内仍缺乏彻底清除 HIV 感染的有效药物，现阶段的治疗目标是最大限度和持久地降低病毒载量,获得免疫功能重建和维持免疫功能,尽可能降低机会性感染发病率,延长患者寿命,提高生活质量。临床治疗强调综合治疗,包括抗病毒治疗、恢复或改善免疫功能的治疗及机会性感染的治疗等。

1. 一般性治疗　对 HIV 感染者或艾滋病患者都无须隔离治疗。对无症状 HIV 感染者,仍可保持正常的工作;应根据其病情进行抗病毒治疗,并密切监测病情的变化。对艾滋病前期或已发展为艾滋病患者的,应注意休息,根据病情给予高热能、多维生素饮食。不能进食者,应静脉输液补充营养;注重加强支持疗法,包括输血及营养支持疗法,维持水及电解质平衡。

2. 抗病毒治疗　艾滋病治疗的关键就是抗病毒治疗。随着采用高效抗逆转录病毒联合疗法的应用,能大大提高抗 HIV 的疗效,显著改善患者的生活质量和预后。然而,抗病毒治疗药品费用高,患者大多不能承受沉重经济负担而放弃治疗。目前,我国将基本的艾滋病抗病毒治疗药品纳入医保范围,可保证参加医保的 HIV 感染者和艾滋病患者获得抗病毒药物治疗。眼下被纳入医保报销范围的抗病毒治疗药品有齐多夫定胶囊、片剂,司他夫定胶囊,去羟基苷散剂、片剂、咀嚼片和颗粒,拉米夫定片剂,奈维拉平片剂、胶囊,以及茚地那韦片剂、胶囊。患者可在医生指导下选择使用。

需要提醒的是,这些药品大都可能在服用较长时间后产生耐药性,须不断监测病情变化和 HIV 耐药情况,注意更换抗病毒敏感的药物。

3. 中西医结合治疗　中医针对 HIV 感染和发病的不

同阶段进行辨证施治。在无症状的早期,中医药治疗越早越好,重点是保护患者的免疫功能。对早期 HIV 感染者的治疗干预,能有效地保护其免疫功能,即减少受 HIV 破坏,延长不发病时间,这是中医药的最大优势。而这时西医抗病毒药物却不宜使用。

对发病期的艾滋病患者,采用中西医结合的"取长补短"治疗方案,西药可抑制 HIV,中药则起减毒增效作用,增加患者对治疗的耐受性;同时,中医对机会性感染的治疗能发挥很好作用,可大大提高疗效,减少不良反应,以有效促进患者的免疫重建,降低因各种并发症所致的病死率。

对晚期患者,中医药进行扶正祛邪的辨证论治,可减轻症状,提高生活质量,延长生命。

人感染 HIV 后,病情的发展变化取决于机体免疫功能和病毒在体内的复制量,也就是中医学所说的正邪双方力量对比。中医学积累了扶正固本的丰富理论和方药。改善免疫功能是扶助正气,而改善症状和身体各系统功能也是扶助正气。艾滋病造成死亡的原因很少是 HIV 直接所致,大部分患者是因严重的免疫功能缺陷并发各种机会性感染而死亡。中医药恰好能对各种机会性感染发挥治疗作用,这无疑是中医药治疗艾滋病的价值和优势。

(四)艾滋病腹泻原因与危害

腹泻是艾滋病患者常见的一种临床症状和胃肠道的主要表现,在急性期表现为食欲下降、厌食、恶心、呕吐、腹泻,严重时可便血。通常用于治疗消化道感染的药物对这种腹泻无效。由于 HIV 侵犯机体免疫系统,使免疫系统受到破坏,免疫功能降低,从而导致常见病原和机会性病原乘虚而入,如隐孢子虫、阿米巴、痢疾杆菌、伤寒杆菌、巨细胞病毒、真菌等感染就成了艾滋病的并发症。这些相关性疾病常伴腹泻发生,加上某些非感染性因素混杂,使腹泻的表现多样、复杂,反复发作。

艾滋病初期的主要症状之一是大量的水样腹泻,使患者很快出现消耗体征及症状,体重减轻 20%～40%。临床发现,艾滋病患者常因各种各样的腹泻造成营养不良,生活质量下降;可出现脱水、休克等,甚至往往成为引起死亡的主要原因之一。

(五)艾滋病腹泻的治疗

我们知道,治疗腹泻最重要的是治愈引起腹泻的疾病。对其腹泻的治疗,也是当前艾滋病治疗的重要研究课题之一。

1. 查明原因对症治疗　艾滋病腹泻原因复杂,不能盲目治疗,更不能随便使用抗生素等药物治疗。要通过患者粪便检查,明确是何感染性腹泻或非感染性腹泻。

国内有研究显示,通过艾滋病腹泻粪便标本常规检测、粪便常规培养与微需氧培养、难辨梭菌毒素 A/B 检测和 BD FACAS Calibur 流式细胞仪检测艾滋病患者 $CD4^+T$ 淋巴细胞数,结果发现:粪便标本涂片中,52.8%可见真菌孢子;2.8%难辨梭菌毒素 A/B 阳性;艾滋病慢性腹泻患者 $CD4^+$ T 淋巴细胞数 400/微升达 80%,其中 $CD4^+T$ 淋巴细胞数 200/微升达 37%。

另据我国医务人员在坦桑尼亚国家医疗中心治疗的艾

滋病患者中统计显示,发生腹泻者占 $27\%\sim36\%$,与隐孢子虫、阿米巴、痢疾杆菌、伤寒杆菌、巨细胞病毒、真菌等感染相关。

以上说明,艾滋病慢性腹泻患者应长期监测肠道病原学,及早发现腹泻病原菌,有利于临床合理应用抗菌药物,提高治疗效果。同时也说明,艾滋病腹泻必须由专科医生有针对性地进行治疗,是否使用抗生素、用何种抗生素,在什么情况下用什么药、如何用等,均要由医生决定。

2. 中西医结合治疗 中医药对艾滋病患者各种机会性感染性疾病的治疗能发挥独到优势,而艾滋病所伴随的腹泻,大部分是患者因严重的免疫功能缺陷并发各种机会性感染所造成的。中医的辨证论治,具有应对艾滋病患者腹泻复杂多变特点的优势,对感染性和非感染性腹泻都有显著疗效,而且安全、可靠,这已为不少临床研究所证实。如果在查明引起机会性感染性腹泻后,在应用西药杀灭感染病原体的同时,给予中医药辨证施治,无疑会使患者大大受益。对非感染性腹泻,中医通过辨证用药施治能获得理想治疗效果,这须由中医专家对患者进行"望闻问切"后制定治疗方案或开出药方。

(六)艾滋病的预防

目前尚无预防艾滋病的有效疫苗,最重要的预防措施是:①坚持洁身自爱,不卖淫、嫖娼,避免婚前、婚外性行为或多个性伴侣。使用安全套是性生活中最有效的预防性病和艾滋病的措施之一。②严禁吸毒,不与他人共用注射器。③不要擅自输血和使用血制品,要通过正规渠道获得血制品,并在专业医生指导下使用。④不要借用或与他人共用牙刷、剃须刀、刮脸刀等个人用品。⑤要避免直接与艾滋病患者的血液、精液、乳汁和尿液接触,切断其传播途径。⑥怀疑或发现感染 HIV 的孕妇应到有关医疗机构进行咨询,接受医学指导和阻断 HIV 的治疗。目前已有较好的措施和药物能有效阻断艾滋病经孕妇传染给婴儿。⑦预防医源性感染,有病要到正规医疗单位就诊治疗,尤其注意各种医疗器械使用的交叉感染。公众应警惕,目前仍有不少假医、非法行医、骗医者,亦有以谋利为主的私人诊所和医疗单位。他们的医疗消毒和各项制度都很差,就医者往往容易受到医源性感染。

四、伤寒与斑疹伤寒

伤寒即伤寒杆菌感染后导致的恶性传染病。伤寒原出自中医学范畴,有广义与狭义之分。大医张仲景于公元200—205 年所撰《伤寒论》中的伤寒为广义的,是指外感及其杂病治疗规律的学说。现代西医学传入东方后,伤寒杆菌感染性疾病亦称伤寒病,是专指这种感染性疾病的。其发病后引起的高热可达 39～40℃,并发生腹痛及严重腹泻、头痛、身体出现玫瑰色斑等,肠道出血或穿孔为最严重并发症。

伤寒与斑疹伤寒是病原体不同的两种疾病。伤寒这类古老的急性肠道传染病在全球分布很广,是我国《传染病防治法》中规定应予"严格管理"的乙类传染病。我国传统医学书刊中所称的"伤寒",泛指许多热性疾病,属中医学"湿温"病范畴,与现代医学所指的伤寒具有不同含义。现代医学根据引起发病的病菌不同,把伤寒杆菌(伤寒沙门菌和甲、乙、丙型副伤寒沙门菌)感染后所致的疾病称为伤寒和副伤寒;把名为"立克次体"的微生物感染后引起的疾病称为斑疹伤寒。这类病发生后并非局限于肠道受损,还可成为全身性疾病。由于它们都有持续发热、出疹等共同症状特征,原被归属为伤寒。

在目前的传染病防治中,关注对这类古老瘟疫的防治,仍对人类的生命与健康有重要价值。这是因为,伤寒在全世界经常出现暴发疫情,全球估计每年发病1 600万～1 700万例,死亡60万例,主要集中在发展中国家。至今,我国仍有散发病例发生,疫情波及面广,个别地区甚至出现小型暴发或流行。1990年以前,我国伤寒、副伤寒发病率在10/10万～50/10万波动。1990年以后平均发病率降到4.08/10万～10.45/10万。1995年以后,伤寒不断出现暴发流行,发病数迅速上升。

(一)伤寒杆菌所致的伤寒和副伤寒

1. 伤寒的传播途径　伤寒(包括副伤寒)是由伤寒沙门菌和甲、乙、丙型副伤寒沙门菌引起的急性全身系统性传染病。它病程长,传染性强,可并发肠穿孔、伤寒性肝炎、心肌炎、支气管肺炎、溶血尿毒综合征、肠出血、急性肾炎、急性胆囊炎、心内膜炎、脑膜炎、腮腺炎、血小板减少性紫癜、血栓性静脉炎等多种并发症。伤寒的传播途径如下。

(1)接触传播:与伤寒患者或带菌者接触,或与患者使用过的物品接触,都易感染上伤寒杆菌,特别是接触和食用被患者所带病菌污染过的食品更易传染。

（2）经食物传播：食品受伤寒杆菌污染的方式很多，如通过苍蝇、蟑螂、蚊虫、人手等，经口传染伤寒病菌给健康人；食品在制作和加工或销售过程中均可受到污染，如加工食品的工人、烹调饮食的厨师、食品商店的营业员等人员中一旦混有带伤寒病菌者，就有可能造成众多健康人因食用这些被污染的食物而感染伤寒。

（3）经水传播：水源污染是伤寒传播流行的重要因素。伤寒患者的排泄物可经雨水冲刷直接流入河、湖、塘、水井等，从而污染水源；衣物用品、马桶等直接在河、湖、塘等公用水域清洗、冲刷而污染水源；带有伤寒病原体的粪便用于农作物、蔬菜施肥而使其受到污染。这些被污染的湖、塘、河、井水，又未经消毒处理，就用来清洗蔬菜、水果、碗筷，或直接作饮用水等，都易让很多人经口感染伤寒，造成伤寒病菌的进一步传播、扩散甚至流行。

世界各地和国内对于暴发疫情危险因素做了很多研究，伤寒暴发的主要原因是卫生设施缺乏、水源和食品污染、流动人口增加等因素所致。

2. 伤寒的临床表现和并发症　伤寒发病初期，即病程第一周，患者从神经系统及消化道症状开始，表现为极度乏力、头痛、全身不适、肌肉酸痛；食欲缺乏、厌食、舌有厚苔、腹胀、腹部不适、便秘；发热，体温呈梯形上升，可达 39～40℃，发热前有畏寒；查体时右下腹部有轻度压痛，脾大。伤寒发病后的 2～3 周为极期，患者可出现肠出血、肠穿孔等并发症；热型多为稽留热，少数呈弛张热或不规则热，可持续 2 周，临床症状有食欲缺乏、腹胀、腹泻、腹痛，个别有神经精神症状，与严重毒血症表现有关；此期有相对缓脉，可触及肝脾。病程第 7～12 天，个别患者有淡红色的皮肤小斑丘疹，即玫瑰疹，一般 10 多个，分批出现在胸腹部，2～4 天消退。伤寒发病后 3～4 周为缓解期，患者病情开始好转，体温逐渐下降；毒血症症状重者，神经症状突出，继续有高热、谵妄、摸空症；常会发生心力衰竭、肠出血或穿孔、腹泻、肺炎等各种并发症。病程第五周为恢复期，患者体温正常，临床症状完全缓解。儿童伤寒病情相对轻，病程短，体温逐渐上升，脉搏加快与体温升高相平行，在极重病例中，可出现运动失调和大脑中毒症状，并发症极少。老年伤寒临床表现多不典型，体温一般不高，神经及心血管系统症状严重，易并发支气管炎与心功能不全，恢复缓慢，病死率较高。根据患者体质、病原体感染情况等因素影响，伤寒的临床表现有以下几种类型。

（1）轻型：中度发热，全身中毒症状轻，病程短（1～3周），缺乏本病典型表现。

（2）暴发型（重型）：发病急，毒血症重，病情发展快；高热或超高热，畏寒、腹痛、腹泻，可并发休克及中毒性疾病（脑病、心肌炎、肝炎、肠麻痹）或弥散性血管内凝血。

（3）迁延型：初始发病临床症状典型，但发热持续不退，热型为弛张热或间歇热，发热达数月，肝脾明显增大，多见于慢性血吸虫病的伤寒患者。

（4）逍遥型：症状轻，正常工作、生活，不易觉察，可突发肠出血、肠穿孔。

（5）顿挫型：起病急，表现较典型，发热 1 周后症状迅速缓解。

（6）小儿伤寒：表现不典型，但起病急，病情重。婴幼儿常见消化道症状，不规则高热、惊厥等；玫瑰疹少见，且白细胞数增多，常并发支气管炎或肺炎。学龄儿童多属轻型或顿挫型，症状轻，病程较短，相对缓脉少见，白细胞数不减少，并发症少见。

（7）老年伤寒：症状不典型，虚弱，持续胃肠功能紊乱，记忆力下降，易并发支气管肺炎与心力衰竭。病程长，病死率高。

3. 副伤寒与伤寒的异同　由甲、乙、丙型副伤寒沙门菌引起的副伤寒，传播方式与伤寒大致相同，但因副伤寒杆菌可在食物中较长时间存在，故以食物传播多见。

我国副伤寒的发病率较伤寒低，成年人中以副伤寒甲为多，儿童易患副伤寒乙。副伤寒甲、乙的发病机制与病理变化大致与伤寒相同。副伤寒丙的肠道病变较轻，肠壁可无溃疡形成，但体内其他脏器常有局限性化脓病变，可见于关节、软骨、胸膜、心包等。

副伤寒的潜伏期较伤寒短，一般为 8～10 天，有时可短至 3～6 天。副伤寒甲、乙的症状与伤寒类似，但副伤寒丙的症状较特殊。副伤寒甲、乙起病徐缓，但骤然起病也不少见，尤以副伤寒乙为多，发病初期可先有急性胃肠炎症状，如腹痛、呕吐、腹泻等，2～3 天后症状减轻，继而体温升高，伤寒样症状出现。发热常在 3～4 天达高峰，波动较大，极少稽留热；热程较伤寒短，毒血症症状较轻，但肠道症状则较显著。皮疹出现较早，且数量多，直径大。复发多见，而肠出血、肠穿孔少见。

副伤寒丙临床症状复杂，伤寒型症状与副伤寒甲、乙大致相似,但较易出现肝功能异常;胃肠炎型以胃肠炎症状为主,表现为发热、恶心、呕吐、腹痛、腹泻,病程短;脓毒血症型常见于体弱儿童和慢性消耗性疾病患者,发病急,寒战、高热,热型不规整,热程1~3周不等;常有皮疹、肝脾大,并可出现黄疸;半数以上患者可出现胸膜炎、脓胸、关节及骨的局限性脓肿、脑膜炎、心包炎、心内膜炎、肾盂肾炎等迁徙性化脓性并发症,此类并发症极顽固,治疗期长且困难。

副伤寒甲、乙、丙的诊断、治疗及预防等与伤寒大致相同。对并发化脓性病灶者,一旦脓肿形成,可行外科手术治疗,并加强抗菌药物的使用。

4. 伤寒的发病机制和预后

(1)发病机制:伤寒杆菌随污染的饮水或食物进入消化道后,穿过小肠黏膜上皮细胞侵入肠壁的淋巴组织,特别是回肠下段的集合淋巴小结和孤立淋巴小结,并沿淋巴管到达肠系膜淋巴结。在这些淋巴组织内,伤寒杆菌一方面被巨噬细胞吞噬,并在其中生长繁殖;另一方面经胸导管进入血液,引起菌血症。血液中的病菌很快被全身单核巨噬细胞系统如肝、脾、骨髓和淋巴结中的巨噬细胞巨噬,并进一步在其中大量繁殖。在此期间,虽然有单核巨噬细胞系统的增生反应,但临床上无明显症状,称为潜伏期,一般10天左右。

此后,在全身单核巨噬细胞系统内繁殖的病菌及其释放的内毒素再次大量进入血液,随之散布到全身各脏器和皮肤,从而引起败血症和毒血症,呈现全身中毒症状和病理改变。病变主要发生在回肠末段,其肠壁的淋巴组织出现明显的增生肿胀,此时相当于疾病的第一周,血培养常为阳性。随着病程的发展,在发病后的 2～3 周,伤寒杆菌在胆囊内繁殖到一定数量,大量病菌随胆汁再度进入小肠,又可穿过肠黏膜再次侵入肠道淋巴组织,使原已致敏的肠壁淋巴组织发生强烈的过敏反应,导致坏死、脱落和溃疡形成。伤寒杆菌随同脱落的坏死组织和粪便排出体外,因此这时的粪便培养易获阳性结果。与此同时,人体免疫力逐渐增强,血中的抗体不断上升,肥达反应(又称伤寒血清凝集试验)在病程第二周以后多数出现阳性。但有研究证明,血中抗体滴度的高低与患者对伤寒杆菌的抵抗力无关,而系细胞免疫在对抗病菌上起主要作用,即在致敏 T 细胞所产生的某些淋巴因子的作用下,增强巨噬细胞的吞噬、灭菌功能。在病程的第四周,随着免疫力的增强,血液和器官内的细菌逐渐消失,中毒症状减轻、消失,病变随之愈合而告痊愈。

伤寒是主要累及全身单核巨噬细胞系统的感染性疾病,病变突出表现在肠道淋巴组织、肠系膜淋巴结、肝、脾和骨髓等处。此外,由于败血症的存在,在病菌及其释放的内毒素作用下,全身许多器官也可受累。

伤寒杆菌引起的炎症属急性增生性炎症,主要是巨噬细胞的增生,其吞噬能力十分活跃,胞浆中常吞噬有伤寒杆菌、受损的淋巴细胞、红细胞及坏死细胞碎屑,在病理诊断上具有一定的意义,故常称这种细胞为伤寒细胞。伤寒细胞常聚集成团,形成小结节,称为伤寒肉芽肿或伤寒小结,革兰染色可见伤寒细胞胞浆内含有被吞噬的伤寒杆菌。伤寒杆菌引起的炎性反应特点是病灶内无中性粒细胞渗出。

(2)预后:伤寒的预后与病情、年龄、有无并发症、治疗早晚、治疗方法、过去曾否接受预防注射及病原菌等因素有关。有效抗菌药物应用前,病死率约为 20%,自从应用氯霉素以后病死率明显降低,为 1%～5%。但耐药株所致病例,病死率又有上升。老年人、婴幼儿预后较差。明显贫血、营养不良者预后也较差。并发肠穿孔、肠出血、心肌炎、严重毒血症等病死率较高。曾接受预防接种者病情较轻,预后较好。感染伤寒杆菌后是否发病,与感染的细菌量、菌株的毒力、机体的免疫状态等有密切关系,一般感染活菌量越大,发病的机会越大;具有 Vi 抗原的菌株毒力较大,同样的感染量,发病率较高;机体免疫防御功能低下者,较容易感染发病。

5. 伤寒的诊断与鉴别 临床医生根据伤寒发病情况和病程进行诊断,在发病早期(第一周以内),伤寒的特征性表现尚未显露,要与下列疾病中的前 4 个相鉴别;伤寒的极期(第二周)以后,须与下列疾病中的后 5 个相鉴别。

(1)病毒感染:上呼吸道病毒感染亦可有持续发热、头痛、白细胞数减少,与伤寒早期相似。但此类患者起病较急,多伴有上呼吸道症状,而无缓脉、脾大或玫瑰疹;伤寒病原与血清学检查均为阴性,常在 1 周内自愈。

(2)疟疾:各型疟疾尤其恶性疟疾易与伤寒相混淆,但疟疾每天体温波动较大,发热前伴畏寒或寒战,热退时多汗,脾较大且质稍硬,贫血较明显;外周血及骨髓涂片可发现疟原虫;用有效抗疟药治疗迅速退热,抗生素治疗无效。

(3)钩端螺旋体病:本病在夏秋季流行期间极常见,起病急,伴畏寒发热,发热呈持续型或弛张型,与伤寒相似。患者有同疫水接触史,眼结膜充血,全身酸痛,尤以腓肠肌疼痛与压痛明显,腹股沟淋巴结肿大等;外周血白细胞数增高,血沉加快。进行相关病原与血清学检查即可确诊。

(4)急性病毒性肝炎:急性黄疸型肝炎的黄疸前期有发热、全身不适、消化道症状、白细胞减少或正常,不易与伤寒相区别。但此病患者在发病后5～7天出现黄疸,体温亦随之回复正常,肝大压痛,肝功能明显异常,可通过病毒性肝炎血清学标志物检查而确诊。此外,伤寒并发中毒性肝炎也易与病毒性肝炎相混淆,但前者肝功能损害相对较轻,有黄疸者在黄疸出现后仍发热不退,并有伤寒的其他特征性表现,血培养伤寒杆菌可为阳性,随着病情好转,肝大及肝功能较快恢复正常。

(5)败血症:部分革兰阴性杆菌败血症须与伤寒相鉴别。此症可有胆道、尿路、肠道等原发感染灶,发热常伴有寒战、多汗,有出血倾向,不少患者早期可发生休克且持续时间较长,白细胞虽可正常或稍低,但常伴核左移。确诊须依靠细菌培养。

(6)粟粒型肺结核:发热较不规则,常伴有盗汗、脉较快、呼吸急促、发绀等,有结核病史或有与结核病患者密切接触史。X线摄片可见肺部有粟粒状阴影。

(7)布鲁菌病:有与病畜接触或饮用未经消毒的牛、羊奶或乳制品史。长期不规则发热,发作时呈波浪热型,有关节、肌肉疼痛及多汗。血清布鲁菌凝集试验阳性,血及骨髓培养可分离到布鲁菌。

(8)结核性脑膜炎:部分伤寒患者因严重毒血症可兼有剧烈头痛、谵妄、昏睡、颈抵抗等虚性脑膜炎表现,容易与结核性脑膜炎相混淆。但结核性脑膜炎患者多伴有其他脏器结核,虽有持续发热但无玫瑰疹与脾大,头痛与颈抵抗更显著。

（9）地方性斑疹伤寒：起病较急，高热常伴寒战，脉快，结膜充血和皮疹。皮疹出现较早（发病后 3～5 天），数量较多，分布较广，色暗红，压之不退，退疹后有色素沉着，病程约 2 周。白细胞数大多正常，血清变形杆菌凝集反应（外-斐反应）阳性；血液接种豚鼠腹腔可分离出莫氏立克次体。

6. 对伤寒患者的管护与治疗 发现伤寒患者后要赶快进行隔离治疗。患者住院后，专科医生根据病情合理用药，坚持对症治疗原则。

（1）以下治疗方案可供参考：①对非耐药菌株感染及血常规、肝肾功能正常者，可选用氯霉素、复方新诺明、阿米卡星（丁胺卡那霉素）、氨苄西林、依诺沙星（氟啶酸）和其他辅助药物。②对耐药菌株感染及血常规、肝肾功能正常者，可选用氨苄西林、阿米卡星、依诺沙星或氧氟沙星（氟嗪酸）、头孢曲松、头孢他啶和其他辅助药物。③对妊娠合并伤寒、小儿伤寒，以及血常规白细胞低、肝肾功能不良者，可选用氨苄西林、头孢曲松、头孢他啶和其他辅助药物。④对伤寒并发肠出血或肠穿孔者，应联用抗生素，加强对症支持综合治疗。⑤对慢性带菌者，应选用有效抗生素进行足量联合用药治疗，如有合并疾病者应用相应药物进行治疗。

（2）在进行治疗的同时加强对患者的管护：①要严格让患者卧床，注意休息。②随时观察患者体温、脉搏、血压、腹部情况及粪便性状的变化；注意保持患者口腔和皮肤卫生；患者高热时可用冰敷、酒精擦拭身体等物理降温方法，不应采用退热药物，以免发生虚脱。③对患者的排泄物应彻底消毒，大小便器、食具、衣物、生活用品都要消毒处理。④要注意患者的饮食调养,在高热阶段要采用流质、半流质饮食,如米粥、蛋羹、藕粉、菜泥、果汁等,多饮水以补充体液消耗和加强降温排毒。缓解期患者食欲有所好转,但因本阶段易引起肠出血、穿孔,要吃易消化、少渣、细软的饮食,禁用粗纤维和刺激肠蠕动及胀气的食物,不宜食用牛奶、豆浆、蔗糖、甘薯等易产气食品。恢复期患者要逐渐由半流质、少渣软饮食转化为普通饮食。原则上吃高热能、高蛋白、高碳水化合物的饮食,以碳水化合物为主,蛋白质供给要高于健康人,宜食用奶、蛋、肝、瘦肉、豆制品等高质量饮食,脂肪要适量,应采用植物油烹调,维生素和矿物质的提供要丰富;要少吃多餐,饮食要清淡易消化。恢复期患者原则上可食用鸡、蛋、鱼、肉,但最好不要煎炸;不要吃生冷、油腻食品,少吃煮食的鸡蛋、甘薯、花生、豆类、啤酒、碳酸饮料等。⑤患者在体温正常的 15 天后,5 天做粪便培养 1 次,连续 2 次阴性,方可解除隔离。

7. 伤寒的预防　伤寒杆菌在自然环境中抵抗力强,耐低温,水中可存活 2～3 周,在粪便中可维持 1～2 个月,冰冻环境可维持数月。但是,伤寒杆菌对热和干燥的抵抗力较弱,温度在 60℃ 以上 15 分钟或煮沸后即可将其杀灭;对一般化学消毒剂敏感,在消毒饮水余氯 0.2～0.4 毫克/升时能迅速死亡。我们要掌握病原体的这些特性,主要做好以下预防工作。

(1)严格控制传染源:及时发现和隔离患者及带菌者,切断传播途径,尤其要注意保护水源不受污染和对生活用水进行消毒处理;注意饮食和餐具等用品消毒;对饮食服务和食品生产加工人员要定期进行健康检查,发现带菌者应立即调离餐饮服务工作岗位,等完全康复后再回本岗位。

(2)注意个人卫生习惯:个人要严格把好"病从口入"关,养成良好卫生习惯,如饭前、便后洗手,不吃不洁食物,不饮用生水、生奶和生冷食品等。

(3)重视环境卫生:做好粪便、污水、垃圾的管理和处理。

(4)做好预防接种工作:在伤寒流行区做好预防接种工作,提高人群免疫力。个人应主动到防疫站接种伤寒疫苗。

(二)斑疹伤寒的临床特点与防治

由立克次体感染后引起的斑疹伤寒,可分为流行性斑疹伤寒和地方性斑疹伤寒。前者又称虱型斑疹伤寒,经人虱传播;后者又称蚤型斑疹伤寒或鼠型斑疹伤寒,由鼠、蚤传播。它们的潜伏期为5～21天,多为10～12天。患者的临床表现有起病急,寒战、高热,剧烈头痛,肌肉疼痛及压痛,尤以腓肠肌明显,颜面潮红,眼球结膜充血,精神神经症状如失眠、耳鸣、谵妄、狂躁,甚至昏迷;可有脉搏增快或中毒性心肌炎;多在发病第五天全身出现充血性斑疹或斑丘疹,以后可变为出血性伤寒,并有脾大等。

地方性斑疹伤寒的上述表现较轻,诊断依据是有流行病学史(当地有本病流行、有虱寄生及叮咬史等)和典型临床表现。确诊可做血清学检查如变形杆菌凝集试验,以及立克次体分离。四环素或氯霉素治疗有特效。采取以灭虱、灭鼠为中心的综合性预防措施。

普氏立克次体在体虱胃肠道上皮细胞中生长繁殖,经虱粪排出体外,虱粪污染人皮肤破损处后,会引起感染发病。在发达国家,由于生活水平高,卫生条件好,人们经常洗澡、换衣服,防止了体虱生长,因此使斑疹伤寒得到有效控制。在发展中国家,尤其是在衣虱滋生的人群中,本病时有流行。地方性斑疹伤寒是一种自然疫源性疾病,是由莫氏立克次体引起的,鼠类是宿主,蚤是传播媒介,呈鼠→蚤→人传播,人是受害者。

斑疹伤寒疫病遍布全球,凡有人虱、老鼠和跳蚤的地方都可能有斑疹伤寒疫源地的存在,但发达国家报告病例数较少,这与卫生条件相关。在我国,斑疹伤寒自 20 世纪 80 年代初发病率呈下降趋势,1997 年始又有所回升。因此,我们对这种流行性疫病必须有所警惕。

五、黄 热 病

黄热病又称"黄杰克""黑呕",因其患者常出现黄疸伴发热,故称黄热病。它是由黄热病病毒引起的急性传染病,埃及伊蚊为主要传播媒介。世界卫生组织把黄热病定为检疫传染病。我国也将其定为甲类传染病,迄今虽无病例报道,但福建、广东、海南等地存在着该病的传播媒介,一旦传染到人就有潜在的流行危险。

由于我国公民在世界各地的来往越来越多,尤其南美、非洲等黄热病流行区屡有因感染黄热病而死亡的流动人员病例报道,因此加强对黄热病防范的警惕性十分必要。

(一)流行特点与危害

人类记载的第一次黄热病流行发生在 1648 年的墨西哥尤卡坦半岛。此前在加勒比海地区已有该病存在。17 世纪至 19 世纪,该病通过交通运输、人员流动传入北美和欧洲后,成为美洲、非洲、欧洲一些地区最严重的瘟疫之一,曾对人类造成毁灭性伤害,致使许多群体和社会的正常运作瘫痪。1940 年以前,黄热病在非洲不断流行,造成人员大量死亡。20 世纪 30 年代末,黄热病毒减毒活疫苗 17D 株研制成功,并被广泛用于流行区域的预防接种,黄热病流行强度明显受到抑制。尤其西非法语系国家因采取普种黄热疫苗控制疫情的策略,一度使黄热病流行逐步成间歇和静止状态。

20 世纪 50 年代末至 60 年代初,尽管医学科技已飞速发展,但因人们降低了对黄热病的警惕,忽视了对黄热病的监测和预防,结果疫情死灰复燃,新的流行再度出现。1958—1959 年,扎伊尔和苏丹相继出现暴发流行。1960—1962 年,埃塞俄比亚发生严重大流行,100 万人口中约 10%感染本病,死亡 3 万例。20 世纪 60 年代以来,非洲和南美洲的黄热病暴发流行一直未曾中断。世界卫生组织专家在调查后认为,目前黄热病流行国家报告资料反映的流行情况可能只是冰山一角。最近 10 余年,非洲的黄热病传播引起人们广泛关注,由于卫生设施不足或误诊等原因,黄热病病例漏报严重。据估计,仅非洲大陆 33 个黄热病地方性流行国家每年的病例数应有 20 余万。

(二)发病机制与症状特征

黄热病病毒是核糖核酸病毒(即 RNA 病毒,其遗传物质为 RNA),属于节肢动物传播的病毒,易感者限于哺乳类动物和人类。病毒侵入人体后,迅速进入局部淋巴结,并在其中不断繁殖,3～4 天后进入血液循环,形成病毒血症;继而病毒侵入肝、脾、肾、心、骨髓、淋巴等处。黄热病的病理损害是由于病毒聚集于不同器官和组织并在其中繁殖所致。人体主要受损脏器为肝、肾、心等，其他组织器官亦可有不同程度的损害或退行性变。

人受黄热病病毒感染，潜伏期 3～6 天，多数感染者症状较轻，可仅表现为发热、头痛、轻度蛋白尿等，持续数日即恢复。重型患者约占发病率的 15%，其病程经过可分为 4 期。

1. 感染期　发病初起高热伴有寒战、剧烈头痛和全身痛，明显乏力，食欲缺乏，以及恶心、呕吐、腹泻或便秘等症状。患者烦躁不安，结膜充血，面、颈潮红。其心率与发热变化相平行，以后转为相对心搏徐缓。感染期持续约 3 天，病毒在血中达高滴度，成为蚊虫叮咬感染的来源。感染期末可有轻度黄疸、蛋白尿。

2. 缓解期　患者发热减退或完全消退，症状缓解，缓解期持续数小时至 24 小时。

3. 中毒期　患者发热等症状复返，且比原来更重，毒血症消退，但出现肝、肾、心血管功能损害及出血症状；血清胆红素明显升高，凝血酶原时间延长，蛋白尿、少尿与氮质血症的程度与病情成正比。本期突出症状为严重的出血，如牙龈出血、鼻出血、皮肤黏膜瘀斑，以及胃肠道、尿道和子宫出血等。同时，患者常有心脏扩大，心搏徐缓，心音变弱，血压降低；常伴脱水、酸中毒；严重者出现谵妄、昏迷、尿闭、顽固性呃逆、大量呕血、休克等。中毒期持续 3～4 天或 2 周。10%～60% 的患者在 6～8 天后出现休克、昏迷，甚至死亡。

4. 恢复期　患者体温下降至正常，症状和蛋白尿逐渐消失，但乏力可持续 1～2 周或更久。这时仍需密切观察心脏情况,个别可因心律失常或心力衰竭而死亡,但病愈后一般无后遗症。

(三)诊断与治疗

1. 检查和诊断 可根据患者的症状、体征进行初步判断,发现有疑点就应及时到医院传染科门诊就诊。医生对典型病例的诊断并不难,而对于散发的、早期或轻型病例则不易确诊,需要运用一系列实验室检查等手段进行鉴别诊断。诊断黄热病,要与流行性出血热、钩端螺旋体病、登革热、病毒性肝炎、恶性疟疾及药物中毒性肝炎等进行鉴别,方可确诊。

(1)一般常规和生化检查:本病患者白细胞总数正常或增多,但在本病早期中性粒细胞数常减少;血小板计数正常或减少;血清胆红素、转氨酶升高,死亡病例更为明显;有黄疸的病例凝血酶原时间及部分凝血活酶时间延长;尿蛋白增多、血清尿素氮及肌酐升高。

(2)病毒分离:取患者病初 3～4 天的血标本接种于小白鼠脑内或细胞培养可分离出病毒,并用血清学方法进行鉴定。

(3)血清学检查:可做血凝抑制试验、补体结合试验或中和试验检测特异性抗体,急性期与恢复期双份血清标本的特异性抗体呈 4 倍以上增高可以诊断本病。目前多采用抗体捕捉酶免疫试验检测黄热病病毒 IgM 抗体,在感染后 1 周即呈阳性,有助于早期诊断,早期亦可用抗原捕捉试验检测病毒抗原。

(4)反转录/聚合酶链反应(RT/PCR):检测黄热病病

毒 RNA 有很强的特异性。有报告血清中病毒 RNA 较活病毒更为稳定,在 27℃常温下能保存相当长时间,优于病毒分离法。

(5)其他辅助检查:心电图可见 PR 及 QT 间期延长及 ST-T 波异常。

2. 治疗 至今尚无特效疗法,主要是对症治疗和采用支持疗法。由于本病有肝、肾损害,须禁用对肝、肾有毒性的药物。

(1)一般治疗:为防止心血管系统的变化,患者(包括轻型患者)均应卧床休息至完全恢复,以后再逐渐增加活动量。饮食以流质、半流质为宜。有顽固性呕吐时则应禁食,给予静脉补液并注意水、电解质和酸碱平衡。

(2)对症处理:对高热患者,给予酒精擦浴或其他物理降温,必要时给小量解热镇痛药,忌用阿司匹林或吲哚美辛等,以防引起出血。对频繁呕吐患者,可口服或肌内注射甲氧氯普胺 5～10 毫克。有严重出血征象的患者,应迅速补充鲜血或血浆及凝血因子。同时,要严密观察病情变化。有心、肾受累者,及时做相应处理。

(四)预防

1. 管理传染源 发现黄热病患者最好就地治疗,予以防蚊隔离;加强国境检疫,对来自疫区的旅行者要求持有本人预防接种证书,无有效接种证件者应接受检疫。

2. 切断传播途径 本病流行的规模取决于适于媒介蚊虫密度增加的条件,防蚊、灭蚊是预防黄热病最重要的措施。

3. 预防接种 这是防止暴发流行和保护易感者的有效

措施。人体接种黄热病减毒活疫苗 17D 对预防很有效,但对鸡蛋过敏者应慎用。接种剂量为 0.5～1 毫升,皮下注射 1 次即可,接种 7～9 天后就能对黄热病产生免疫力,并可保持 10 年以上。全球自 1945 年应用接种以来,总量达 20 亿人份,只发现 18 例脑炎与疫苗有短暂的联系,其中 15 例为 4 个月或 4 个月以下的小儿。这提示,减毒活疫苗 17D 有嗜神经性,特别是对婴儿未成熟神经系统的毒性作用明确。因此,有的国家规定,6 个月以下儿童不应接种。近期研究表明,黄热病疫苗与乙肝疫苗、脊髓灰质炎疫苗、伤寒 Vi 多糖菌苗联合接种,均不会降低各自的免疫效果,不良反应也未增加。

总之,对旅行者、与疫区有联系者和在疫区工作、生活的人来说,接种疫苗是不受黄热病侵害的最好办法。凡是需要进入疫区的人,已知或预测为黄热病疫情区域的人,包括适宜接种的小儿在内,均应常规进行预防接种。

第三章　各种常见腹泻的防治

一、急性腹泻的防治

（一）轮状病毒所致的秋季腹泻

临床案例：小青青 1 周岁这天，妈妈为了给她庆祝生日，带她去最喜欢的游泳馆玩水，小青青玩得十分开心。可是，小青青回来当晚就出现感冒症状，流鼻涕两天后，就呕吐、腹泻，开始还是黄色的稀便，后来就是蛋花汤水样便，一天腹泻 10 多次，胖乎乎的娃儿很快就明显消瘦下去，眼窝都有些凹陷了。她躺在奶奶怀里，偏着脑袋打起了蔫，连喂她最喜欢吃的红枣稀粥都拒绝张口。妈妈下班回家看到这情形后特别焦急，赶紧抱她去医院看病，医生诊断为"秋季腹泻"。接诊医生告知家长，小青青因有脱水、精神不振、纳食差、身体虚弱等症状，需要住院治疗。

秋季腹泻，男女老少均可发生，多在秋季高发，尤其是 6 个月至 5 岁的婴幼儿最为常见。其发病原因主要是轮状病毒感染引起。该病毒因形似车轮而得名。患病的婴幼儿一般有发热症状,随后开始出现呕吐、腹泻,排泄物类似于蛋花汤,没有腥臭味,有时每日腹泻10多次。因目前还没有治疗病毒感染的有效药,一般不主张药物治疗,尤其不能用抗生素或消炎药。

发生轮状病毒感染性腹泻后,首先要让患者采用口服补液,如盐开水、米汤、苹果汁,防止脱水;同时,要注意休息和选择清淡易消化饮食,如粥、面条、鸡蛋羹等,不要喝奶,以免加重腹泻症状。只要注意加强对患者的家庭护理,1周左右就会缓解和痊愈。

病情较重的腹泻患儿则有必要住院对症治疗。有些重型急性腹泻小儿每日排便可达数十次,有严重脱水、发热、抽搐等症状,若不及时住院进行对症治疗,则可能对孩子的身体健康造成难以弥补的伤害,包括对大脑的伤害,还可影响孩子的发育成长。

预防轮状病毒感染所致的腹泻,主要是加强卫生防护,不要让婴幼儿接触感染源,宝宝的玩具、用具要注意清洁消毒等。

(二)痢疾杆菌感染引起的急性细菌性痢疾

临床案例:中秋节这天,李阿姨和家人一起在自家小院里一边闻着桂花香,一边品尝肥美的螃蟹。然而,几小时后李阿姨就出现腹痛、恶心、呕吐、腹泻,刚开始为黄色稀便,没过多久就出现脓血便,体温也开始升高。家人立即将她送到医院急诊科就医,被诊断为细菌性痢疾,收入感染科病房治疗。负责诊治的医生在对李阿姨进行详细询问后,综合分析认为,可能是进食了未熟透的螃蟹引起的腹泻。生蟹肉里可能含有各种细菌和寄生虫,包括能在螃蟹体内存活的痢疾杆菌,如果烹饪的时间短,只讲究口感好而忽略了杀灭细菌和寄生虫这个最重要的饮食卫生问题,则极易导致感染性腹泻。

细菌性痢疾简称为菌痢,常年散发,夏秋多见,属我国的常见多发病,是由痢疾杆菌(志贺菌属)引起的肠道传染病。急性细菌性痢疾的临床特点是起病急,患者有恶心、呕吐,腹痛、腹泻,寒战、高热,体温可达 39℃。腹痛以左下腹为主,粪便刚开始是黄色稀便,后转为脓血便,有里急后重感,每天可达数十次,易导致脱水,甚至出现休克等症状。中毒性菌痢起病急骤,突然高热,反复惊厥、嗜睡、昏迷,迅速发生循环衰竭和呼吸衰竭,而肠道症状则轻或无,病情凶险。

如果患者为老年人和小儿,可能症状更重,病情发展更快,更凶险。因此,对这类患者特别需要警惕,出现以上症状后应及时送医院隔离治疗。

目前,对菌痢治疗的有效抗菌药物较多,治愈率高。常用药品有盐酸左氧氟沙星胶囊、氨苄西林胶囊、复方红根草片、司帕沙星片。如果应用后疗效欠佳或变为慢性菌痢,其原因可能是未及时治疗、未经正规治疗、使用药物不当或耐药菌株感染等。

痢疾杆菌主要通过消化道传播,菌痢患者或带菌者的粪便排出后,通过污染的手、食物、水源、生活接触,以及苍蝇、蚊虫、蟑螂等间接方式传播,最终经口入消化道而致病。菌痢患者的粪便通过显微镜检查,可见大量脓细胞、红细胞和巨噬细胞,粪便细菌培养可分离出痢疾杆菌。粪便免疫检测显示痢疾杆菌抗原阳性。

痢疾杆菌对所有人都可感染,特别是老年人、小儿和体弱多病、免疫力低下者更易感染。痢疾杆菌有多种类型,患者可被反复感染。

预防菌痢的方法和措施与预防其他感染性疾病一样,要把好"病从口入"关。

(三)沙门菌感染所致的急性腹泻

临床案例:古典的小屋,优美的音乐,西餐桌上的葡萄酒、牛排、溏心荷包蛋,一对年轻的恋人在充满爱意的氛围中享受着约会餐饮。谁料吃完后,两个人都感觉有些恶心、想吐,不一会儿又出现腹痛和腹泻。突发的病症让他们实在难以忍受,于是直奔医院门诊。接诊医生询问他俩发病前的饮食情况,得知他们都喜欢吃半熟的溏心蛋,并特地嘱咐服务员鸡蛋不要煎太熟,用餐后不久就出现以上腹痛、呕吐和腹泻的情况。医生检查分析认为,病因就在食物上,溏心蛋中的沙门菌未被杀灭,二人因感染了沙门菌而引起急性腹泻。由于就诊及时,经过静脉补液、应用抗生素杀灭病菌等对症治疗后,二人病情得到控制,1周后康复出院。

沙门菌在自然界生存力较强,在水和土壤中能存活数月,在粪便中能存活 1~2 个月,在冰冻的土壤中可存活整个冬天。但沙门菌不耐热,在 60℃ 环境下 10~20 分钟就可被灭活。多种家禽、家畜体内都可查到此菌。细菌通过带菌动物和人的粪便污染水源、食物、餐具,特别是新鲜的肉类、蛋类、奶类，进食后可感染。据报道，肉及其制品的沙门菌检出率在美国为 20%～25%；英国为 9.9%；日本检查进口家禽的污染率为 10.3%；我国肉类沙门菌检出率为 1.1%～39.5%。这些相关数据告诉我们，肉、蛋、奶类食品在食用前一定要煮熟；在冰箱保存时，要做到生、熟食严格分开。

感染沙门菌后，患者常在数小时出现恶心、呕吐、腹痛、腹泻。腹痛以上、中腹持续或阵发性绞痛多见，呕吐物常为发病前吃的食物。患者常常先吐后泻，腹泻每天数次至数十次；粪便多为水样或糊状，有腥臭味，也可见脓血便。

对于偏爱溏心蛋的人来说，那种"一口咬下去流出稠液状的蛋黄，满口软嫩滑润"的感觉很过瘾。很多人在家自制溏心蛋，为了不让蛋黄凝固，更是蛋白刚刚凝固就立即起锅，殊不知由于烹饪时间过短使灭菌效果不佳，极易染病。

预防沙门菌感染性腹泻，就是要严防"病从口入"，着重注意以下几点：①不喝未经处理的水，如池塘水、溪水、湖水等。②不吃生禽蛋或未经加热煮熟的肉食品。③便后、接触宠物后要洗净双手，特别注意在准备食物前、就餐前洗净双手。④生的家禽肉、牛肉、猪肉均应视为可能受污染的食物，鲜肉应放在干净塑料袋内，以免渗出血水污染别的食物。处理生肉后未洗手前不要摸口、鼻、眼或舔手指，不要吸烟及接触其他食物，以免受到污染的手传播病菌。⑤使用微波炉煮肉食时，要使肉食内外达到一致的温度（应在165℃以上）。

（四）副溶血性弧菌引起的食物中毒性腹泻

临床案例：每年 7～9 月是品尝海鲜的最佳时节，也是因海鲜被副溶血性弧菌污染而导致食物中毒性腹泻最多发的时期。2014年9月，广西某海鲜城举办"升学宴"，结果陆续造成15人食物中毒，出现呕吐、腹泻、发热，在患者的粪便中和打包剩菜中检出副溶血性弧菌。

　　副溶血性弧菌俗称"嗜盐菌"，广泛存在于海水中，在海水中可存活47天以上，在淡水中仅存活1～2天；在37℃、pH 7.7、含氯化钠3％～4％的环境中生长最好；对酸敏感，在食用醋中3分钟即死亡；不耐热，在56℃以上温度下5～10分钟或90℃下1分钟可灭活；对低温及高浓度氯化钠抵抗力很强；对常用消毒剂（75％酒精、0.5％活力碘等）很敏感，1分钟均可杀灭。该菌广泛存在于带鱼、黄鱼、乌贼、蟹等海产品中。该菌所致食物中毒性腹泻在我国沿海城市发病率极高，随着饮食卫生的改善，集体发病已逐渐减少，但散在发病仍有媒体频繁报道。

　　人感染副溶血性弧菌，潜伏期为6～12小时，发病时间的早晚与进食的含菌量密切相关。若细菌在食物中分布密集，进食量多，则潜伏期短，发病早，症状重。患者发病后，以急性胃肠炎症状为主，发病急，上腹部阵发性疼痛，腹泻多为黄色稀便、水样或黏液便。病情轻者，症状可自行好转和痊愈。重症患者可有血水样便，腹泻后多出现恶心、呕吐；部分患者可出现发热，体温一般不超过39℃；可出现脱水、休克等，需要迅速送医院救治。

　　要预防副溶血性弧菌对健康的威胁，需要掌握副溶血性弧菌"畏酸不耐热"的特点，用酸性物质和高温就能杀灭该菌，具体预防办法是：避免进食生冷海产品，须煮熟透后再吃,隔夜的饭菜应充分加热,未吃完的凉拌菜不要隔餐食用。海鲜类食物应低温储藏,生吃海产品应用凉开水反复冲洗,加食用醋杀菌消毒,凉拌食物要严防污染,注意生熟食物分开保管。副溶血性弧菌可通过工具污染熟食品,食物容器、砧板、切菜刀等处理海鲜的工具要注意消毒。

(五)毒蘑菇所致的植物性食物中毒腹泻

临床案例:春夏季节是采摘野生食用蘑菇的旺季,人们常常在未确认蘑菇是否有毒的情况下误食,导致蘑菇中毒的事件屡有发生。李阿姨在公园晨练时,在一棵大树下的草丛中发现不少深褐色或黑白相间的蘑菇,看上去与市场出售的野生蘑菇相似,随即采摘拿回家。当晚将其烹饪食用后,一家三口相继出现腹痛、腹泻等症状,小孙女病情最重,随即送到医院,被诊断为毒蘑菇引起的植物性食物中毒腹泻,经洗胃、导泻、补液等救治,才慢慢好转。

1. 毒蘑菇中毒的临床表现 在我国和其他许多国家,每年都有因采食野蘑菇中毒腹泻甚至死亡的事件发生,其临床表现多样。

(1)胃肠炎型:最常见。表现为恶心、呕吐、腹痛、腹泻、水样便,不发热,食用后数分钟到数小时发病,经过正规治疗可较快恢复,一般不引起死亡,严重者出现休克、昏迷。毒粉褶菌、臭黄菇、毛头乳菇,黄粘盖牛肝菌和粉红枝瑚菌等可引起此类中毒。

(2)溶血型:除有胃肠道症状外,在1~2天发生溶血性贫血,突然寒战、发热、腹痛、头痛、腰背肢体痛、面色苍白、恶心、呕吐、全身虚弱无力、烦躁不安和气促。此类中毒症状主要由鹿花菌引起。

（3）肝损害型：初起有胃肠道症状，随后出现肝大、黄疸、出血倾向和转氨酶升高，严重者发生肝性脑病而死亡。除含毒肽、毒伞肽的种类外，还有环柄菇属的某些种类可引起肝损害。

（4）神经精神型：除有胃肠道症状外，可出现多汗、流涎、瞳孔缩小等，严重者出现精神错乱、幻觉、谵妄、昏迷，甚至呼吸抑制而死亡。毒蝇鹅膏菌、半卵形斑褶菇中毒后可引起幻觉反应。

2. 民间许多识别毒蘑菇的方法并非都正确 毒蘑菇一般不易识别，很多毒蘑菇的识别方法介绍都不靠谱，如有人说，"颜色鲜艳的或外观好看的蘑菇有毒"。"鲜艳"和"好看"本身就没有一定标准。事实上，色彩不艳、长相并不好的肉褐鳞小伞、秋盔孢伞等野蘑菇却极毒；毒蝇伞很漂亮，不少蘑菇艺术品都是以它为原型创作的，它的确有毒；但同样很漂亮的橙盖鹅膏，却是著名的食用菌。

有人说，"不生蛆、虫子不吃、味苦、腥臭的有毒"。实际上，著名毒菌豹斑毒伞却常常被蛞蝓摄食，不少有毒种类可以生蛆。

有人说，"与银器、大蒜、米饭一起炒或煮后变黑色的有毒"。事实上，蘑菇毒素不会与银器发生反应，这种错误流传甚广，实为臆测和谬传。

有人说，"蘑菇受伤变色、流汁液者有毒"。其实并非绝对如此，如松乳菇、红汁乳菇受伤、流汁均变蓝绿色，却是味道鲜美的食用菌。

还有人说,"菌盖上有疣、柄上有环和菌托的有毒"。虽然这类菌中有毒种类比例较大,但也并非绝对如此。许多毒菌并无独有的特征,如外观很平常的毒粉褶蕈就很毒。

3. 毒蘑菇所致中毒的处理与防治办法　大家最好不要随意采野生蘑菇食用,这是最保险的预防办法。如果想采食野生蘑菇,一定要由有经验的人带领和指导;烹饪时一定要炒熟煮透,不可食用半生不熟的蘑菇;不要把多种蘑菇一起烹饪食用,并控制食用总量,每餐不要多吃。

如果出现食用蘑菇中毒,应立即拨打急救电话,或及时送就近医院治疗,并保留食用样品,供专业人员救治时参考;在等待医院救护时,让中毒者大量饮用温开水或生理盐水后催吐,以减少毒素的吸收;呕吐和腹泻后,脱水患者要及时饮用糖盐水,补充体液的丢失,防止休克发生;对已发生昏迷的患者不要强行向其口内灌水,防止误吸;对有寒战的患者应盖被子或毛毯保温。只要处理和救治及时、得当,患者预后良好。

(六)胃肠型感冒所致的腹泻

临床案例:夏秋之交,昼夜温差大,不少人出现食欲差、反酸、胃烧灼感、恶心、呕吐、腹痛、水样腹泻等。患者常以为是急性胃肠炎,就服用止泻药和其他治疗胃肠病的药,但好几天病情都难以好转,往往到医院看病时被诊断为胃肠型感冒。

胃肠型感冒在医学上又称"呕吐性上感",它的发病症状主要是胃胀、腹痛、呕吐、腹泻,一天排便多次,感觉身体乏力,严重时会导致机体脱水、电解质紊乱,免疫系统会遭到破坏。

1. 胃肠型感冒腹泻的发病原因与临床特点　胃肠型感冒主要是由腺病毒、杯状病毒、流感病毒、冠状病毒等病毒感染所引起的,多发生于消化道功能较弱的中老年人。因中老年人的体质和免疫力相对较差,这些病毒会乘虚而入,引起感冒,导致消化道黏膜反应,或同时伴有病毒与细菌混合感染。患者的症状为食欲差,上腹部发胀,有反酸、胃烧灼感,甚至恶心、呕吐,有时还伴有轻微腹痛、水样腹泻等。感冒常见的上呼吸道症状反而不明显,所以很容易与急性胃肠炎混淆。

2. 胃肠型感冒与急性胃肠炎的区别　胃肠型感冒与急性胃肠炎症状相似,鉴别须仔细。急性胃肠炎患者食用过被细菌污染的食物,如海鲜、凉拌菜、生冷食品、未完全熟透的食物等;或进食过有毒食物,如毒蘑菇、河豚、鱼胆等;出现恶心、呕吐的时间长,在进餐后数小时内恶心、呕吐、腹泻较为剧烈,呕吐物常有刺激性气味;剩余食物中可检出致病菌。

胃肠型感冒腹泻是病毒感染所致,患者一般在夏秋季节交替时易发病。冷空气对胃肠道的刺激、不良生活习惯,以及进食辛辣刺激的食物如吃火锅、喝冷饮,都会降低胃肠道黏膜屏障抵抗力,增加病毒的易感性,导致患病。如果服用治疗急性胃肠炎药物几天症状仍不见好转,应该想到是胃肠型感冒腹泻,应及时停用治疗胃肠炎的药物。

3. 胃肠型感冒腹泻的防治　婴幼儿和中老年人是胃肠型感冒腹泻的易患人群,应在日常生活中积极预防。平时要保持良好的卫生习惯；注意均衡饮食，多吃容易消化的食物，吃新鲜蔬菜、水果，多喝水；坚持适量运动，避免疲劳，保持充足休息；保持居住房间空气流通；少去人多拥挤的公共场所。

如果发生胃肠型感冒腹泻时，可服用中药藿香正气口服液（丸、片、胶囊、颗粒），用法用量按说明书或遵医嘱。该药有解表化湿、理气和中的功效，用于外感风寒、内伤湿滞或夏伤暑湿所致的感冒、头痛、胸闷、脘腹胀痛、呕吐泄泻，均有较好疗效。

同时，要注意做到以下几点：①多休息，减少体力消耗，增强机体抗病能力。②恶心、呕吐和腹泻症状严重时，要暂时节食，静脉补充平衡液和电解质；一旦呕吐，不要慌乱，要采取侧卧位，较严重的可采取俯卧位，有利于保持气道通畅，避免呕吐物吸入气管引起窒息危及生命。③饮食要清淡，进食易消化的半流食或流食，如米汤、粥、面条等，以减轻胃肠负担，充分休息，待消化功能恢复后再增加进食量。④对胃肠型感冒腹泻的治疗不主张用抗生素，反对滥用抗生素，只在合并有细菌感染时，才可谨慎选用小檗碱（黄连素）、诺氟沙星（氟哌酸），或服用莲花清瘟胶囊等治疗感冒的中药。如需要止泻，可服用蒙脱石散（思密达），此药可吸附肠内毒素及病毒，有保护肠黏膜的作用。⑤对症治疗。如患者发热在 38.5℃ 以上或既往有高热惊厥史的，一定要及时服用退热药，或采取物理降温的措施，以防高热惊厥；如出现感冒引起胃肠道消化酶分泌紊乱，消化功能减退，胃肠痉挛，可给服有益活菌制剂，尽快建立胃肠道正常菌群。

胃肠型感冒一般病程需 7～10 天，消化道症状会逐渐消失。如果上述症状持续存在或进一步加重,则需要到医院进一步检查治疗,千万不要贻误病情。

(七)暴饮暴食所致的腹泻

临床案例:"90后"女孩小可夜晚进食炸鸡和啤酒后出现腹泻,连续排便七八次,浑身出冷汗,没有力气,脸色青白,粪便带血,她实在挺不住了,天亮后就前往医院就诊。小可被诊断为暴饮暴食引起的急性肠炎,经住院观察,给予止泻、补液等治疗后才慢慢好转。第二天出院时,主治医生嘱咐她说,炸鸡配啤酒,虽然能增加热能,有抵御寒冷的效果,但不宜多吃,否则容易造成消化不良和腹泻等症状。

由暴饮暴食引起的急性腹泻比较容易治疗和预防。较严重者主要是防脱水,及时补充电解质,患者经治疗后会慢慢缓解和痊愈。轻者只要注意休息和选择清淡易消化饮食,进行适当的自我调理就会自愈。

对这种腹泻的预防,只要平时注意饮食量的合理控制,对不易消化的饮食要少吃,尤其肠胃不好的人更要尽量少吃。

(八)中医学对急性腹泻的认识和治疗

中医学根据临床表现,把急性腹泻归属为呕吐、腹痛、泄泻、霍乱、绞肠痧、脱证等病证范畴。

1. 病因 其病因在于脾胃功能障碍和胃肠功能紊乱,即主要有感受时邪、饮食所伤、情志失调及脾胃虚弱等。

(1)感受时邪:夏秋之交,暑湿蒸腾,若调摄失宜,感受暑湿秽浊之气;或因贪凉露宿,寒湿入侵,寒邪秽气郁遏中焦,使脾胃受损,升降失调,清浊不分,发为本病。

(2)饮食所伤:饮食过量,停滞不化;或恣食肥甘,湿热内蕴;或误食生冷不洁之物,损伤脾胃,致运化失职,水谷精华不能吸收,反停为湿滞,清气不升,浊气不降,吐泻交作,而发本病。

(3)情志失调:脾气素虚,或原有食滞,或本有湿阻,但未致发病,复因情志失调,忧郁恼怒,精神紧张,以致肝失疏泄,横逆乘脾犯胃,脾胃受制,运化失常而成本病。正如《景岳全书·泄泻》篇所说:"凡遇怒气便作泄泻者,必先怒时挟食,致伤脾胃,故但有所犯,即随触而发,此肝脾二脏之病也,盖以肝木克土,脾气受伤而然。"

(4)脾胃虚弱:长期饮食失调,或劳倦内伤,或久病缠绵,均可导致脾胃虚弱,因脾主运化,胃主受纳,脾胃虚弱则不能受纳水谷和运化精微,以致水反成湿,谷反为滞,湿滞内停,清浊不分,混杂而下,遂成本病。

2. 不同证型腹泻的辨证治疗

(1)肠胃湿热型腹泻

证候表现:起病急骤,恶心频发,呕吐吞酸,脘腹阵痛,泻下急迫,大便不爽,粪色黄褐腥臭,舌苔黄腻,脉滑数。

证候分析:肠胃湿热多见于夏季,暑热夹湿,损伤脾胃,内扰胃腑,浊气上逆则恶心呕吐;肠中有热,湿热蕴蒸胃肠,则泻下急迫;湿阻中焦,气机不利则腹痛阵作;苔黄腻,脉滑数均为湿热之证。

治法:清化湿热,调理肠胃。

方药:葛根芩连汤加减,药用葛根、黄芩、黄连、金银花、荷叶、白扁豆、甘草、茯苓、车前子。方中葛根、金银花解肌清热,升清止泻;黄芩、黄连苦寒清热燥湿;茯苓、车前子健脾利湿;白扁豆、荷叶清暑化湿;甘草甘缓和中止痛调和诸药。如腹痛甚者,加白芍、木香理气缓中;呕吐剧者,可先服玉枢丹以辟浊止呕;夹食滞者,宜加神曲、麦芽、山楂等消食之品。

(2)寒湿阻滞型腹泻

证候表现:呕吐清水,恶心,腹泻如水,腹痛肠鸣,恶寒发热,全身酸痛,苔薄白或白腻,脉濡。

证候分析:夏秋之交,贪凉露宿,寒湿侵体,寒邪秽气郁遏中焦,脾胃乃伤,则见呕吐、泻下清稀或清水样便;若寒湿内盛,脾胃气机不畅,则腹痛肠鸣;若邪束肌表,营卫不和,则发热恶寒,头痛身痛;苔白腻,脉濡或浮,为寒湿蕴阻之象。

治法:祛邪化浊,散寒除湿。

方药:藿香正气散加减,药用藿香、大腹皮、白芷、紫苏叶、茯苓、清半夏、白术、陈皮、川厚朴。方中藿香、川厚朴祛邪化浊;半夏、陈皮、茯苓、大腹皮和胃降逆;白术健脾益气;白芷、紫苏叶辛温解表。恶寒发热者,可加荆芥、防风;头痛者,加羌活、独活;如有宿滞伴腹胀者,去白术,加炒神曲、鸡内金消食导滞。

(3)食滞胃肠型腹泻

证候表现:恶心厌食,得食愈甚,吐后反快,腹痛,泻下秽臭,急迫不爽,泻后痛减,苔厚腻,脉滑。

证候分析:饮食不节,误食腐食,或贪食生冷,暴饮暴食,致宿食内停,壅阻胃肠,气机失调,浊气上逆,而嗳腐酸臭;宿食下注,则泻下臭如败卵;若泻后腐蚀外出,则腹痛减轻;舌苔厚腻,脉滑是宿食内停之象。

治法:和胃降逆,消食化滞。

方药:保和丸加减,药用焦山楂、炒神曲、茯苓、半夏、陈皮、连翘、莱菔子。方中山楂、神曲、莱菔子、茯苓消食和胃;陈皮、半夏理气降逆;连翘消食滞之郁热。食滞化热,大便泻下不爽者,可加枳实导滞丸;若胃中炽热呕吐者,可加姜竹茹、代赭石之品。

(4)脾胃虚弱型腹泻

证候表现:禀赋不足,素体脾虚,饮食不慎,即易吐泻,大便溏薄,呕吐清水,时作时休,伴有面色不华,四肢乏力,舌淡脉濡。

证候分析:素体脾胃虚弱,运化失职,易吐泻交作,久泻不止;气血来源不足,故面色无华,四肢无力;舌淡,脉濡均为脾胃虚弱之象。

治法:健脾补气,和胃渗湿。

方药:参苓白术散加减,药用人参、白术、山药、茯苓、白扁豆、砂仁、薏苡仁、炙甘草。方中人参、白术、茯苓、炙甘草补气健脾;白扁豆、薏苡仁、山药淡渗利水;砂仁理气,使气机上下贯通,则吐泻可止。夹有食滞者,宜加鸡内金、山楂、神曲;腹痛甚而喜温喜按者,可用干姜、白芍;久泻脱肛者,可服用补中益气丸。

(九)判断和处理急性腹泻的方法

1. 判断急性腹泻的方法　能否及时判断急性腹泻,是患者在腹泻发生后能否得到正确处理和治疗的第一个重要环节。无论患者和医生一般都需要掌握以下几点。

（1）腹泻病史：详细了解、掌握急性腹泻病史，对其诊断和治疗有很大帮助。例如，患者有食用不洁食物后发病的病史，且同食者有多数人发病，即可初步判断为食物中毒。然后再根据摄入的饮食可初步判断腹泻病因，如进食蛋类、肉类多为沙门菌感染；进食海鲜多为副溶血性弧菌感染；进食蘑菇、河豚、鱼胆等多为植物性或动物性食物中毒。胃肠型感冒发病前多有受凉病史。急性菌痢常有与痢疾患者接触史或不洁饮食史。霍乱在沿海地区相对多见，在短期内呈水型或食物型暴发流行，可沿交通线传播，内陆患者常有到沿海旅游及食用海鲜或多有疫区接触史等。

（2）年龄与性别：急性细菌性痢疾可发生于各年龄段，但以儿童及青壮年多见；轮状病毒性胃肠炎和致病性大肠埃希菌肠炎多见于婴幼儿；双糖酶缺乏症、肠结核、肠道寄生虫病、克罗恩病和溃疡性结肠炎多见于青壮年；胃肠型感冒可发生于各年龄段，以儿童及老年人多见；肠易激综合征则以中年女性为主。

（3）腹泻病程：急性细菌性食物中毒多在进食后 2～24 小时发病，常有同餐者先后发病。食谱的改变如进食牛奶后腹泻者，应考虑乳糖酶缺乏。服用药物也可引起腹泻。手术后、老年或有休克的患者，尤其接受广谱抗生素治疗后的患者，应考虑抗生素相关性腹泻，或假膜性肠炎的可能。

急性起病、病程较短，腹泻呈持续性而非间歇性，夜间腹泻，伴体重下降、贫血、血沉增快者，多为器质性腹泻。相反则以肠功能性腹泻可能性较大，如肠易激综合征。禁食以后仍有腹泻，常提示腹泻的机制是肠道分泌过多或炎性渗出；禁食后腹泻停止，则提示为食物中某些成分引起的渗透性腹泻,如乳糖酶缺乏症。腹泻时发时止者,可能为阿米巴痢疾或溃疡性结肠炎。

(4)粪便性质:急性菌痢先为水样后呈脓血便或黏液血便,每天排便十几次至数十次;沙门菌食物中毒腹泻水样便,深黄色或带绿色,有恶臭,每天数次至十几次;胃肠型感冒呈水样便;典型阿米巴痢疾粪便为深红色果酱样;腹泻及呕吐物呈米泔水样,失水严重者,应考虑霍乱;急性出血坏死性肠炎的粪便带有恶臭,呈紫红色血便;腹泻以便血为主者,应考虑小肠淋巴瘤、肠结核、结肠癌、恶性组织细胞病和缺血性肠病;脂肪性腹泻者,因脂肪酸及羟基脂肪酸对肠黏膜的刺激,水、电解质分泌增加,表现为水泻,粪便油腻、量多、气味难耐,不易从便池冲洗,如胰腺病变、乳糜泻等;粪便中仅见黏液而无脓血者,常为肠易激综合征。

(5)发病季节:急性菌痢多发生在夏秋季节;胃肠型感冒多发生在季节交替时,气温波动大,昼夜温差大;副溶血性弧菌性食物中毒多发生在夏季;轮状病毒感染多发生在秋季;蘑菇中毒多发生在蘑菇生长的旺季,如夏季、春季(有进食毒蘑菇史);沙门菌食物中毒无明显季节性,但一般易发生在夏季。

(6)伴随症状:伴重度失水,常见于霍乱或副霍乱、沙门菌食物中毒等;伴发热,可见于急性细菌性痢疾、伤寒或副伤寒、急性血吸虫病、败血症、病毒性肠炎、甲状腺危象等;伴里急后重,可见于急性菌痢、慢性菌痢急性发作、直肠癌等;伴体重明显减轻,可见于消化系癌、吸收不良综合征等;伴皮疹,可见于败血症、伤寒或副伤寒、麻疹、变态反应性肠病、过敏性紫癜、糙皮病等;伴关节痛或关节肿痛,可见于慢性非特异性溃疡性结肠炎、局限性回肠炎、结缔组织病等；伴腹部包块，可见于肠恶性肿瘤、增殖性肠结核、血吸虫性肉芽肿等。

(7)检查结果：急性腹泻可通过血常规、粪便培养、粪便显微镜检查、血液培养结果来确诊。然而，大多数患者会在粪便及血液培养结果出来之前就已经康复出院了。但这些结果却是确定传染源并防止传染病扩散的一个重要依据。因此，通过检查确定急性腹泻的病因十分必要。

沙门菌感染所致的腹泻，可在血液和粪便中培养出沙门菌，该细菌通常先出现在血液，后出现在粪便中；急性菌痢患者的粪便镜检，可见大量红细胞、白细胞，粪便培养可培养出痢疾杆菌；阿米巴痢疾可在粪便中找到溶组织阿米巴滋养体及包囊；轮状病毒感染可在粪便中分离出该病毒；伤寒与副伤寒血常规检查，中性粒细胞减少，血培养及粪便培养阳性；检验霍乱患者的粪便，可见黏液和少许红细胞、白细胞，粪便涂片镜检可见革兰阴性的稍弯曲的弧菌，进一步细菌培养可确诊。

2. 急性腹泻的家庭处理方法 许多急性腹泻往往对生命与健康存在难以预料的威胁，了解和掌握对它的一般处理方法，对缓解病症、治疗康复十分必要。家里一旦有人发生急性腹泻，应及时按照以下方法进行处理：①让患者充分卧床休息，减少体力消耗，保持周围环境安静、清洁、舒适。②进食清淡、易消化、富含维生素、高热能的食物，如粥、软烂面条、各种新鲜蔬菜、肉末丸子等，这些食物对消化道刺激性小，可减轻胃肠道负担。对于频繁呕吐的患者可少食多餐，呕吐严重时可适当禁食。③避免进食生冷、辛辣、粗糙的食物,限制富含油脂的食物,禁止饮酒、吸烟,以免加重病情。腹泻早期禁用牛奶、蔗糖等易产气的食物。④对于脱水较重的患者应鼓励其多饮盐糖水、米汤、菜汤等。⑤补充维生素,如 B 族维生素和维生素 C,可饮用新鲜果汁、番茄汁、菜汤等。

按上述方法调整饮食和休息,预防脱水,轻中度患者病情可在 2～3 天缓解,患者精神明显好转,进食量增加,呕吐和腹泻次数减少,粪便由稀水便转为成形黄色软便。如果病情未好转或反而有加重的趋势,应送医院治疗。

二、慢性腹泻的诊治

造成慢性腹泻的原因很多,不能单纯想到只是消化系统的疾病,还有可能是全身其他系统的疾病。但很多人认为慢性腹泻不是什么疾病,不用治疗,或在家服用止泻药就可以。这种想法会延误很多疾病的治疗,存在着健康隐患。慢性腹泻需认真对待,它是某种疾病的症状表现,提示我们身体出现了问题,需及时检查。

(一)糖尿病与腹泻

临床案例:60 多岁的林大爷平时能吃能睡,自我感觉身体健康状况良好,从未去医院做过体检。可不知什么原因,近一段时间他总是频繁腹泻,服用了止泻药也没效果,到医院进行肠镜检查,也没发现有息肉、肿瘤。林大爷的女儿觉得他是消化功能减退,买回许多促进消化的保健品,但林大爷服用后,腹泻症状并没有改善。后来,他觉得口干,总想喝水,小便次数与尿量也增加了,这才想到要去医院看病。经过一系列检查,林大爷被确诊为糖尿病。病因明确后,按照医嘱,林大爷按时服用降糖药,血糖逐渐降至正常,排便情况也渐趋正常。

因糖尿病引起的腹泻病例并不少见,约有 20％的糖尿病患者会发生腹泻。糖尿病引起的腹泻与糖尿病导致的胃肠道自主神经病变有关。腹泻呈顽固性、间歇性,发作时间可为几天至几周;间歇期可为数周至数月;腹泻昼夜均可发生,约 5％的腹泻患者同时有脂肪泻。腹泻夜间较白天多见,粪便常为稀水样或半稀便,量不多,无黏液和血便,没有明显的腹痛,有时会出现腹泻与便秘交替,常因忧虑、情绪激动而复发。血糖控制不好时可加重,严重时甚至可危及生命,以中老年人居多。

一旦确诊为糖尿病腹泻,应消除顾虑,稳定情绪,合理控制饮食和选用降血糖药物,使血糖稳定在正常范围内。同时还要在医生指导下进行综合治疗。

1. 正确选用降糖药 急性期应首选胰岛素,使血糖稳定在正常范围内,随着血糖逐渐恢复正常,腹泻情况可随之减轻乃至停止。

2. 应用钙拮抗药 可选盐酸维拉帕米片(异搏定),口服,每次 10～20 毫克,每日 3 次,可较好改善糖尿病腹泻症状。特别适用于糖尿病合并高血压患者的腹泻,既可止泻又可降压,且不良反应很少,是这类患者的首选药物之一。

3. 在医生指导下服用控制腹泻的药物 如复方地芬诺酯片、蒙脱石散(思密达)、洛哌丁胺(易蒙停)等;改善胃肠动力的药物,如甲氧氯普胺(胃复安)、西沙必利(普瑞博思)、莫沙必利等;部分糖尿病腹泻患者应用小檗碱(黄连素)及甲硝唑等抑制肠道菌群,对腹泻也有一定疗效。切忌滥用广谱抗生素。

4. 给予神经营养药及助消化药　神经营养药如维生素 B_1 和维生素 B_{12},并适当给予助消化药、乳酸杆菌制剂或双歧杆菌制剂,效果会更好一些。

5. 控制好血压、血脂　与控制血糖同样重要,最好能将血压控制在 125/75 毫米汞柱左右,血脂控制在正常范围内。

6. 合理控制饮食　多吃富含优质蛋白、高纤维素和维生素的食物,特别是糖尿病肾病患者,应选择蛋清、鱼、虾、瘦肉等优质蛋白,少用或不用植物蛋白。

(二)大肠癌与慢性腹泻

临床案例: 李大爷什么都爱吃,尤其喜欢吃麻辣食物,近几个月出现腹泻,老伴觉得很奇怪,吃一样的东西,别人没事,怎么他吃了就经常腹泻呢。于是,她便陪着李大爷去医院检查。医生说,李大爷的肠胃比较弱,可能属于肠易激综合征,但需要做详细检查,排除肿瘤和其他疾病的可能。李大爷听了,觉得医生总是大惊小怪,自认为问题不大,检查还需要很多额外开销,便拒绝了检查。之后,李大爷仍然把经常腹泻不当回事,直到有次腹泻突然看到便中带有脓血,这才大吃一惊,立刻去了医院。医生看他很消瘦,听了他对腹泻症状的描述,又做了相关检查,最后确诊为大肠癌引起的慢性腹泻。

　　大肠癌包括左半结肠癌、右半结肠癌、直肠癌。大肠癌早期症状不明显，因此易被人们忽视。患者往往对排便习惯的改变、腹泻等症状不予重视。根据临床经验，往往在这些症状背后掩藏着疾病的发展。如果出现以下情况，就应怀疑是大肠癌早期症状的表现，要及时到医院诊治。

　　1. 腹胀、腹痛　由于肠道功能紊乱、肠梗阻所致，部位多集中在中下腹部，多为隐痛或胀痛，有逐渐加重的趋势。

　　2. 便血　病变距肛门较近，血色多呈鲜红色或暗红色，且往往是血、粪便分离。在出血量较多时，才可见粪便呈棕红色、果酱样。右半结肠癌患者中，肉眼可见便血者占 36.5%。

　　3. 贫血　当长期慢性失血，超过机体造血的代偿功能时，患者即可出现贫血。

　　4. 排便习惯和粪便性状改变　直肠癌患者排便次数可增多，但每次排便量不多，甚至根本没有粪便，只是排出一些黏液、血液，且有排不尽的感觉。当大肠肿瘤相对较大且有糜烂、溃疡或感染时，可能发生排便习惯和次数的改变，以及不明原因的腹泻或便秘。如果肿瘤突出向直肠腔内生长，导致肠腔相对狭窄，则排出的粪便往往变细、变形，可呈扁形，有时变形的粪便上附着一些血丝。当肿瘤体积较大或浸润肠壁肌层时，可引起肠管狭窄，肠腔变小，肠内容通过受阻，此时可出现排便困难、便秘的症状。

　　以上这些症状并不一定同时出现，不同的患者表现不同，可出现其中的一种或几种。

（三）心理情绪与慢性腹泻

临床案例：小王去年刚大学毕业就在省城找了一份让同学们羡慕的工作，但因老板给她的任务重，工作压力大，而且初来乍到，业务不熟，情绪紧张时就出现腹泻。小王到医院就诊后，医生并没有给她开药，而是告诉她，只要放松心情，腹泻就会自行停止。

心理压力大、情绪紧张、焦虑、抑郁导致腹泻的患者中，女性比男性多，以年轻女性为主。腹泻对患者的身体无明显影响，但是却造成了精神困扰，形成新的精神压力，有的患者出现恶性循环，导致腹泻症状断断续续数年至数十年。

（四）溃疡性结肠炎与慢性腹泻

临床案例：70 岁的赵太婆年轻时就有高血压、痔疮病史，几年前患有大肠炎，治疗后好转。今年出现间断性腹泻，体重下降了 7 千克。近月来持续性腹泻合并间断性黏液脓血便，常出现左下腹部疼痛，每天腹泻次数少则 6 次，多则达到 20 次，严重影响了正常生活，遂到医院消化内科就诊，诊断为溃疡性结肠炎，经入院系统治疗后，病情得到缓解。

溃疡性结肠炎是一种非特异性炎性疾病，临床表现多种多样，诊断较为复杂，常常要进行反复排除性检查才能确诊。其发病机制尚未阐明，内科治疗的目的是控制急性发作、缓解病情、减少复发、防止并发症。目前尚不能使疾病根治，宜中西医结合辨证论治。其治疗依病变范围和严重程度而定,主要包括一般治疗、营养支持治疗、对症治疗和药物治疗等。

1. 溃疡性结肠炎的临床表现　该病在我国发病率较低,临床症状一般较轻,有严重并发症者少见。它是一种全身性疾病,在消化系统的表现,腹泻常为早期症状,反复发作,经久不愈。排便每日 3～4 次,重者每日可达 10 余次,多伴里急后重。约半数患者腹泻与便秘交替发生。受凉及饮食失调常为诱因。发作期粪便呈水样或糊状,多数为黏液血便或脓血便;部分患者可有腹痛,一般为轻中度腹痛,多为左下腹或下腹阵痛,若伴有中毒性巨结肠可有持续性剧烈腹痛;严重者可有腹胀、食欲缺乏、恶心、呕吐。它在全身的表现,中重型患者可有低热、消瘦、贫血、低蛋白血症等;在肠外表现,可同时出现关节炎、结节性红斑、虹膜炎、复发性口腔溃疡、强直性脊柱炎等。

有些患者对溃疡性结肠炎不了解,认为自己患上了消化道肿瘤,恐慌不安,情绪低落,生活质量因此更加下降。对此,应尽早检查确认,给予合理治疗,以免有更多心理压力而使病情加重。

2. 预防溃疡性结肠炎复发的措施

(1)避免食用可引起肠道过敏的食物:消除或减少食物过敏引起的肠道变态反应而诱发病情加剧。

(2)避免肠道感染性疾病:炎症的反复发作会使病情加重,因此避免或减少肠道感染性疾病是预防溃疡性结肠炎复发的重要措施之一。

(3)慎用抗生素治疗:结肠炎发作时虽与感染性炎症有相似表现,但并非为细菌感染所致。如果滥用抗生素治疗可致肠道内菌群失调,使溃疡性结肠炎的病情表现更加复杂而影响诊断、治疗和预后。

(4)保持良好精神状态:精神紧张是导致自主神经功能紊乱的重要因素。只有保持良好的精神状态,才会避免和减少心理因素所致腹泻的发生,稳定病情,促进痊愈。

(五)克罗恩病与慢性腹泻

临床案例:小陈在高考前几个月开始出现身体不适,每隔几周会感冒、发热、腹泻,被当成胃肠型感冒治疗。进入大学生活后,小陈的这种身体不适症状越来越重,几乎每天发热、腹泻、腹痛,还出现贫血、关节痛等并发症。小陈到医院就诊,医生根据其临床表现和肠镜检查结果综合分析,确诊为克罗恩病。

克罗恩病好发于15～30岁的年轻人,病程长,发作期和缓解期交替,有终身复发倾向,发病率低,在患病初期很容易被当成感冒或普通胃肠炎来诊治。因该病起病隐匿,从发病早期到确诊需要数月至数年。目前对本病的发病原因尚不十分清楚,据国内外研究报告,可能与遗传、环境、免疫反应等因素有关,也有研究证明吸烟可增加该病的发病率。

1. 克罗恩病的临床表现

(1)消化系统表现:腹痛为最常见症状,多位于右下腹,间断发作,进食后加重,排便或排气后可缓解,右下腹常有压痛;常有腹泻,早期为间歇性,后期为持续性腹泻,粪便常呈糊状,一般无脓血和黏液,如病变接近直肠可有黏液血便及里急后重;少数患者可在右下腹及脐周摸到包块;有瘘管形成,瘘管可通向膀胱、阴道;肛门周围病变可引起肛门周围瘘管、脓肿、肛裂等。

(2)全身表现:发热是常见临床表现之一。由于慢性腹泻、食欲减退、慢性消耗等,可出现体重下降、贫血、低蛋白血症、维生素缺乏等营养障碍。

(3)肠外表现:以口腔溃疡、皮肤结节性红斑、关节炎及眼病常见。

2. 克罗恩病的治疗　对于克罗恩病的治疗,目前国内外尚无特殊治疗方法予以根治,只能根据病情给予相应治疗。可给予氨基水杨酸制剂及糖皮质激素抗炎治疗;效果不理想时,可给予免疫抑制药、生物制剂;如出现肠梗阻、肠穿孔、中毒性巨结肠、瘘管等并发症,需进行手术治疗。

(六)甲状腺功能亢进与慢性腹泻

临床案例: 小张前段时间一直腹泻,每天排便3~4次,都是呈黄色的稀软便,还带有未消化的食物残渣,他以为是在夜市吃烧烤引起的,就吃了点消炎药,但没有一点儿作用。同事发现他最近心情不好,总爱发脾气,稍活动后就大汗淋漓,人也比以前清瘦。对此,小张并不在意,认为是工作压力大导致的。近日,小张发现自己的腹泻越来越严重,健康状况也越来越差,于是到医院就诊,结果被诊断为甲状腺功能亢进(简称甲亢)。

甲亢好发于年轻女性,主要是因甲状腺分泌甲状腺激素过多引起,甲状腺激素作用于全身各器官和组织,造成机体神经、循环、消化等系统兴奋性增加,腹泻就是其中的典型症状之一。甲亢的主要表现为甲状腺肿大、食欲亢进、体重减轻、心慌、情绪激动、怕热、出汗、手抖、失眠、眼球突出，女性可有月经不调甚至闭经，男性可有阳痿或乳房发育。

患甲亢之后，甲状腺激素、儿茶酚胺等激素分泌增加，使交感神经兴奋，诱发心律失常。另外，还可导致胃排空和肠蠕动速率加快，引起小肠吸收不良，出现消化不良性腹泻，排便次数增加，但很少腹痛，粪便呈稀糊状或水样便，粪便镜检常为阴性，肠镜检查无异常。

甲亢引起的腹泻常被误诊为感染性腹泻，甚至被认为是恶性肿瘤。

治疗甲亢引起的腹泻，最根本的是要积极治疗甲亢，要把甲状腺功能维持在正常水平，在腹泻严重时可服用康恩贝肠炎宁等中成药或蒙脱石散等止泻药，以缓解腹泻症状。为了防止病情加重或复发，应注意以下几点。

1. 注意饮食，少食含碘食物　甲亢患者基础代谢率增高，能量消耗增多，在平时饮食中应多选食一些高蛋白、高热能、高维生素的食品。蛋白质一般每日每千克体重不少于1.5克。应以肝、鱼、蛋、禽类及豆制品为主。多食新鲜蔬菜、水果，以及钙质多的奶类、鱼虾等，补充因甲亢引起的缺钙。尽量少吃或不吃海鱼、海带、紫菜等海产品和其他富含碘的食品。含碘食物易促使甲状腺组织硬化，加重病情。

甲亢患者须戒烟忌酒，禁用咖啡、浓茶等各种刺激性食品，特别是烟酒可促使患者兴奋、激动，甚至烦躁、心跳加快，会加重病情。

2. 注意保健，预防感染　一旦发生感染性疾病，很容易使甲亢复发或病情加重，甚至出现甲状腺危象。因此，患者平时一定要重视保健,预防各种感染性疾病,一旦发现有感染现象,应及早采取治疗措施。

3. 注意心理健康,避免精神刺激 心理健康对预防甲亢复发十分有益。不良情绪的刺激是本病常见的诱发因素,忧虑、情绪不安、精神紧张会使症状加重。因此,甲亢患者要注意心理调适,修身养性,遇事不怒,静心休养,避免与人发生冲突。同时,家人及同事应给予患者理解和关心。

4. 生活规律,劳逸结合 患者发病期间应在安静、舒适的环境中适当休息,不宜过多操劳。当病情稳定后,可适量参加一些有益的活动与工作。要生活规律,劳逸结合,张弛有度,以不感到疲劳为限。

5. 常多喝水,防止干渴 甲亢患者易出汗,机体水分丢失快,因此要随时补充,每天宜喝1 500～3 000毫升白开水,也可以喝用菊花、金银花、苦荞麦等冲泡的茶及其他饮料。

6. 遵从医嘱,合理妊娠 甲亢对妊娠基本无影响,并非不能生孩子,但是否能健康地妊娠,应征求内分泌专科医生及妇产科医生的意见。妊娠期间,甲亢症状并不会加重,胎儿也不会受影响,但妊娠期间是否用药治疗须慎重,服药剂量应严格遵从医嘱;分娩后是否能母乳喂养,也应咨询医生,听从他们的意见和建议。

(七)慢性腹泻的相关检查

1. 实验室检查

(1)粪便检查:对诊断非常重要,为实验室的常规检查,一些腹泻经粪便检查就能作出病因诊断。常用的检查有粪便隐血试验,涂片查白细胞、脂肪、寄生虫及虫卵,粪便培养细菌等。

(2)血液检查:检测血红蛋白、白细胞及其分类、血浆蛋白、电解质、血浆叶酸和维生素 B_{12} 浓度、肾功能、血气分析、血糖、甲状腺激素等,对慢性腹泻的诊断十分重要。

(3)小肠吸收功能试验:粪脂测定结果显示粪脂超过正常时,反映小肠吸收不良;糖类吸收试验阳性,反映空肠疾病或小肠细菌过度生长引起的吸收不良; H_2 呼气试验阳性,反映乳糖吸收不良,也可见于少见的蔗糖吸收不良或葡萄糖和半乳糖转运缺陷;维生素 B_{12} 吸收试验(Schilling 试验),反映回肠吸收功能是否正常。

(4)血浆胃肠多肽和介质测定:对于各种内分泌肿瘤引起的分泌性腹泻有重要诊断价值,多采用放射免疫法检测。

2. 影像学检查及活检

(1)B超检查:是了解有无肝、胆、胰疾病的常用方法。

(2)X线检查:包括腹部平片、钡餐、钡灌肠、CT 及选择性血管造影,有助于观察胃肠道黏膜的形态、胃肠道肿瘤、胃肠动力等。

(3)内镜检查:结肠镜检查和活检对于结肠的肿瘤、炎症等病变具有重要诊断价值。小肠镜可观察十二指肠和空肠近端病变,并可取活检及吸取空肠液做培养。经内镜逆行胰胆管造影(ERCP)有助于胆、胰疾病的诊断。近年问世的胶囊内镜提高了小肠病变的检出率。

(4)小肠黏膜活检:做小肠黏膜活检有助于胶原性乳糜泻、热带性乳糜泻、某些寄生虫感染、克罗恩病、小肠淋巴瘤等的诊断。小肠黏膜活检有镜下活检与盲法吸引式钳取两种。

（八）慢性腹泻的治疗

1. 中医学对慢性腹泻的认识和治疗　中医学根据病因，将慢性腹泻分为脾胃虚弱证、肝气乘脾证、肾阳虚衰证，分别给予辨证施治。

（1）脾胃虚弱证

证候表现：大便时溏时泄，迁延反复，食少，食后脘闷不舒，稍进油腻食物则排便次数增加，面色萎黄，神疲倦怠，舌质淡、苔白，脉细弱。

治法：健脾益气，化湿止泻。

方药：人参、白术、茯苓、甘草、砂仁、陈皮、桔梗、白扁豆、山药、莲子。

中成药：参苓白术丸、六君子丸、人参健脾丸。

（2）肾阳虚衰证

证候表现：黎明前脐腹作痛，肠鸣即泻，完谷不化，腹部喜暖，泻后则安，形寒肢冷，腰膝酸软，舌淡苔白，脉沉细。

治法：温肾健脾，固涩止泻。

方药：补骨脂、肉豆蔻、吴茱萸、五味子、附子、炮姜。

中成药：四神丸、固本益肠片。

（3）肝气乘脾证

证候表现：泄泻肠鸣，腹痛攻窜，矢气频作，伴有胸胁胀闷，嗳气食少，每因抑郁恼怒或情绪紧张而发，舌淡红，脉弦。

治法：抑肝扶脾。

方药：白芍、白术、陈皮、防风。

中成药：痛泻要方。

以上方药用量和服法,应由医生根据患者病情变化情况决定;中成药可按说明书或遵医嘱。

2. 慢性腹泻的对症治疗　慢性腹泻病因复杂,许多疾病都可引起腹泻,许多腹泻都可由急性变为慢性。对慢性腹泻的根本治疗办法就是针对病因进行治疗。虽然针对病因治疗是根本办法,但要明确慢性腹泻的病因需要一定时间,有些即使是病因最终得到明确,但目前却没有根治的有效手段,如前面介绍的克罗恩病。因此,要尽量减少慢性腹泻对人体的伤害,就必须采取对症治疗的方法和措施:①纠正腹泻所引起的失水、电解质紊乱和酸碱平衡失调。②对严重营养不良者,应给予营养支持疗法。③严重的非感染性腹泻可用止泻药,如蒙脱石散、药用炭,腹痛严重者可用胃肠解痉药。④克罗恩病、溃疡性结肠炎等引起的腹泻,可给予氨基水杨酸制剂及糖皮质激素抗炎治疗,效果不理想可给予免疫抑制药、生物制剂。⑤如出现肠梗阻、肠穿孔、中毒性巨结肠、瘘管等并发症,可进行外科手术治疗。

3. 慢性腹泻患者的调养措施　慢性腹泻病程长,除了要进行针对病因的治疗和对症治疗,还须通过调养促使病愈,主要措施如下。

(1)卧床休息:腹泻期间,患者应注意安静卧床休息,避免紧张。

(2)防治脱水:腹泻严重引起脱水时,口服盐开水等液体补液,不能口服者可静脉输液。

(3)腹部保暖:加强腹部保暖,可减弱肠道运动,减少排便次数,并使腹痛等症状减轻。

(4)隔离消毒:如果已明确是菌痢患者,患者的衣物和所有用品均要消毒处理,固定使用便器,粪便要灭菌杀毒,便器每次用后要消毒处理,以免患者受到反复感染和造成周围污染。

(5)护理肛周:患者腹泻频繁时,因粪便的刺激可使肛周皮肤损伤,引起糜烂及感染,所以排便后要用温水清洗,保持肛门和肛周的清洁、干燥;必要时涂布无菌凡士林或抗生素软膏以保护肛周皮肤,促进损伤处愈合。

(6)饮食调理:腹泻患者的饮食要清淡、流质或半流质,食用高热能、高维生素、易消化的食物,忌脂肪多及多渣、难消化食物。每天脂肪摄入限制在 40 克左右,植物油也应限制,若过多则不易消化并加重胃肠负担,刺激肠蠕动加快而加重腹泻。食物烹调方法以蒸、煮、氽、烩、烧等为好,禁用油煎炸、爆炒、滑熘等。可用食物有瘦肉、鸡、虾、鱼、豆制品等。

患者饮食要坚持少渣。少渣饮食可减少肠蠕动、减轻腹泻,宜进食细软汤面、粥、烂饭等。要避免粗纤维多的食物摄入,以免刺激肠蠕动使腹泻加重。当腹泻次数多时最好尽量少吃蔬菜和水果,可给予鲜果蔬汁以补充维生素。

慢性腹泻影响食物消化吸收,体内贮存的热能消耗多,为改善营养状况,应采取逐渐加量的方法给予高蛋白、高热能饮食。每日可供给蛋白质 100 克左右,热能(10.5~12.6)$\times 10^3$ 千焦(2 500~3 000 千卡)。如食物增加过多过快会使胃肠道负担太重,营养素也不能较好吸收,反而加重病情。

禁忌食物有易伤胃肠的粗食、生冷瓜果、凉拌菜,含粗纤维多的韭菜、芹菜、榨菜,不易消化的火腿、香肠、腌肉、肥肉、油酥点心,刺激性大的辣椒、芥末等。腹泻早期禁用牛奶、蔗糖等易产气食物。患者腹泻基本停止后仍应适当限制含食物纤维的蔬菜、水果等，根据康复情况逐渐过渡到普食。

三、腹泻的中医辨证施治实例

为了让读者详细了解中医辨证施治原则如何用于腹泻的治疗，我们根据临床治疗腹泻的实践经验，列举典型案例如下，介绍治疗腹泻的有效方法。

（一）急性腹泻的辨证施治

急性腹泻以湿盛为主，治宜重用祛湿，辅以健脾，再依寒湿、湿热的不同，分别采用温化寒湿与清化湿热之法，兼夹表邪、暑邪、食滞者，又应分别佐以疏表、清暑、消导之药。

1. 感受寒湿型

临床案例：张某，男，38岁，公司部门经理，平素在外就餐较多。初秋中午，气温突变，在外聚餐时考虑啤酒比较凉，喝了一瓶啤酒后就改喝饮料，吃了不少凉菜，餐后还吃了水果沙拉。他回家后不久，肚子隐隐疼痛，还咕噜咕噜响，明显感觉腹胀，随后发生腹泻，排稀水样便数次，还出现头痛、怕冷、低热，感到全身无力，肌肉酸痛不适，舌苔明显呈白色。

辨证：患者感受寒凉气候，侵袭皮毛肺卫导致人体呼吸系统防御功能动态平衡受到破坏；食用寒凉之品，直接损伤脾胃肠，导致脾胃功能障碍，症见泄泻清稀，甚则如水样，腹痛肠鸣，脘闷食少，苔白腻，脉濡缓。若兼外感风寒，则恶寒发热头痛，肢体酸痛，苔薄白，脉浮。此类腹泻属于感受寒湿型。

治法：芳香化湿，解表散寒。

方药：藿香正气散加减。藿香 12 克，紫苏叶 10 克，白芷 9 克，厚朴 10 克，大腹皮 9 克，法半夏 12 克，陈皮 6 克，桔梗 10 克，茯苓 12 克，甘草 6 克。水煎服，每日 3 次。

方中藿香解表散寒，芳香化湿；茯苓、陈皮、半夏健脾除湿；厚朴、大腹皮理气除满；紫苏叶、白芷解表散寒；桔梗宣肺以化湿。

食疗方：山药羊肉粥。羊肉 250 克，鲜山药 500 克，糯米 500 克。先将羊肉、鲜山药煮烂，然后加入糯米，加水适量煮成粥，调味，早晚服用。

2. 湿热下注型

临床案例：王某，男，46 岁，个体工商户，平常爱吃大鱼大肉和辛辣食物等。仲夏傍晚，在小菜馆吃辣子鸡，回家后感觉腹部疼痛不适，休息后没有明显缓解，随后腹泻，夜间连续排黄褐色稀便 5 次，粪便臭气难闻，几次排便后肛门灼热不适，便后不爽，感觉全身发热，口干口渴，想吹空调，小便色黄而少，舌上覆盖了一层厚厚的黄色舌苔。

辨证：因患者平素恣食肥甘，湿热内生；又食用辛辣食物，直接损伤脾胃肠，导致消化系统功能紊乱，出现泄泻腹痛，泻下急迫，或泻而不爽，粪色黄褐，气味臭秽，肛门灼热，或身热口渴，小便短黄，苔黄腻，脉滑数或濡数，均为湿热表现。此类腹泻属于湿热下注型。

治法:清肠利湿。

方药:葛根黄芩黄连汤。葛根 20 克,黄芩 12 克,黄连 10 克,金银花 15 克,茯苓 12 克,茵陈 15 克,藿香 12 克,车前子 15 克,木香(后下)6 克,白头翁 30 克,甘草 6 克。水煎服,每日 3 次。

方中葛根解肌清热,煨用能升清止泻;黄芩、黄连苦寒清热燥湿;白头翁清热解毒;甘草甘缓和中。腹泻若热偏重者,可加马齿苋以增清热解毒之力;若湿偏重,症见胸脘满闷,口不渴,苔微黄厚腻者,可加薏苡仁、厚朴、泽泻以增清热利湿之力;夹食者,可加神曲、山楂、麦芽;如有发热头痛、脉浮等风热表证,可加连翘、薄荷;如在夏暑期间,症见发热头重,烦渴自汗,小便短赤,脉濡数等,为暑湿侵袭,表里同病,可用新加香薷饮合六一散以解暑清热,利湿止泻。中成药可以选用小檗碱(黄连素)等。还可以采用马齿苋 60 克,绿豆 30 克,水煎服。

3. 饮食积滞型

临床案例:李某,女,20 岁,公司职员,平素饮食讲究,注重身材并节食。周末参加公司自助餐,她品尝了各种各样的糕点、海鲜、果汁饮料等,虽然每种只吃一点儿,但因种类多,加起来就不少,当时感觉吃得很饱,回家后也不想吃晚餐,随后出现饱嗝连连,肚子咕噜咕噜响,有明显腹痛,排稀便后肚子舒服很多,但是总想去排便,而且粪便臭气难闻。舌苔厚多,且很脏。

辨证:平素节食,脾胃虚弱,突然饮食不节,饥饱失调,不能受纳水谷、运化精微,反聚水成湿,积谷为滞,致脾胃升降失司,清浊不分,混杂而下,遂成泄泻。症见泻下稀便,臭如败卵,伴有不消化食物,脘腹胀满,腹痛肠鸣,泻后痛减,嗳腐酸臭,不思饮食,舌苔垢浊或厚腻,脉滑,均为伤食表现。故此类腹泻属于饮食积滞型。

治法:消食导滞。

方药:保和丸加减。山楂 15 克,神曲 12 克,法半夏 10 克,茯苓 15 克,陈皮 6 克,连翘 12 克,莱菔子 15 克,麦芽 15 克,甘草 6 克。水煎服,每日 3 次。

方中神曲、山楂、莱菔子消食和胃;半夏、陈皮和胃降逆;茯苓健脾祛湿;连翘清热散结。若食滞较重,脘腹胀满,泻而不畅者,可因势利导,根据通因通用的原则,可加大黄、枳实、槟榔,或用枳实导滞丸,推荡积滞,使邪有出路,达到祛邪安正的目的。还可取山楂 10 克,陈皮 5 克,生姜 3 片,加适量红糖,沸水冲泡代茶饮。

(二)慢性腹泻的辨证施治

1. 脾气亏虚型

临床案例:刘某,女,28 岁,都市白领,近几年不敢在外就餐,因遇到可口的美味稍微多吃一点儿就难免腹泻,粪便多为不消化食物。这让她非常烦恼,久而久之,食欲减退,有时饭后有饱胀感。最近常觉困倦,工作容易疲劳,上午尤甚。她面黄肌瘦,虽间断看过几次病,却未见明显好转。

辨证:患者脾胃虚弱,消化吸收功能减退,不能受纳水谷、运化精微,致脾胃升降失司,清浊不分,混杂而下,因稍进油腻食物或饮食稍多，排便次数即明显增多而发生泄泻，伴有不消化食物。患者脾虚，大便时泻时溏，迁延反复，饮食减少，食后脘闷不舒，故出现面色萎黄，身体消瘦，神疲倦怠，舌淡苔白，脉细弱。此类腹泻属于脾气亏虚型。

治法：健脾益气，和胃渗湿。

方药：参苓白术散加减。党参 18 克，白术 15 克，茯苓 12 克，山药 15 克，白扁豆 12 克，陈皮 6 克，砂仁（后下）6 克，薏苡仁 15 克，鸡内金 10 克，黄芪 12 克，神曲 10 克，炙甘草 6 克。水煎服，每日 3 次。

方中党参、黄芪、白术、茯苓、甘草健脾益气；砂仁、陈皮、白扁豆、山药、薏苡仁理气健脾化湿。患者若是脾阳虚衰，阴寒内盛，症见腹中冷痛，喜温喜按，手足不温，大便腥秽者，可用附子理中汤以温中散寒；若久泻不愈，中气下陷，症见短气肛坠，时时欲便，解时快利，甚则脱肛者，可用补中益气汤，减当归，并重用黄芪、党参以益气升清，健脾止泻。还可用中成药香砂六君丸，每次 6 克，每日 3 次；亦可长期食用山药薏米粥。

2. 脾肾阳虚型

临床案例：周某，男，58 岁，国家干部，身体偏瘦，近年来怕过冬天，每当天冷时手脚冰凉，睡觉整晚下半身都觉不暖，腰膝酸软，房事明显减少，时有耳鸣。近几月黎明前肚脐周围隐隐冷痛，肠鸣后开始腹泻，排出不消化食物数次后则觉舒服，非常影响睡眠质量。自己服用抗生素和止泻药未见好转。

辨证：肾为胃之关，主司二便，若肾气不足，关门不利，则可发生大便滑泄、洞泄。如《景岳全书·泄泻》曰："肾为胃关，开窍于二阴，所以二便之开闭，皆肾脏之所主，今肾中阳气不足，则命门火衰，而阴寒独盛，故于子丑五更之后，当阳气未复，阴气盛极之时，即令人洞泄不止也。"患者黎明之前脐腹作痛，肠鸣即泻，泻下完谷，泻后即安，小腹冷痛，形寒肢冷，腰膝酸软，舌淡苔白，脉细弱，均为肾虚表现。此类泄泻为脾肾阳虚型。

治法：温补脾肾，固涩止泻。

方药：四神丸合实脾饮加减。补骨脂 12 克，吴茱萸 10 克，肉豆蔻 6 克，五味子 6 克，熟附子 10 克，炮姜 9 克，党参 15 克，白术 30 克，木香 10 克，炙甘草 6 克。水煎服，每日 3 次。

方中补骨脂温阳补肾；吴茱萸温中散寒；肉豆蔻、五味子收涩止泻。可合金匮肾气丸温补脾肾。患者若年老体弱，久泻不止，中气下陷，则加黄芪益气升阳健脾，亦可合桃花汤固涩止泻。

3. 肝脾不和型

临床案例：万某，女，49 岁，部门领导，脾气暴躁，个性强，生活和工作要求高。近年来工作总怕出现差错，精神紧张不堪，每次遇到不悦时就大发脾气，无法控制情绪，恼怒之后就会出现腹痛腹泻，泻后疼痛缓解。让她最不堪的是经常放屁，而且嗳气不断，食欲也明显减退。自己尝试过不少办法，都没有明显改善症状。

辨证：情志失调，烦恼郁怒，肝气不舒，横逆克脾，升降失调，引起脾失健运，清浊不分，而成腹泻。如《景岳全书》

所说："凡遇怒气便作泄泻者，必先以怒时夹食，致伤脾胃，故但有所犯，即随触而发，此肝脾二脏之病也。盖以肝木克土，脾气受伤而然。"患者每逢抑郁恼怒，或情绪紧张之时，即发生腹痛泄泻，腹中雷鸣，攻窜作痛，腹痛即泻，泻后痛减，矢气频作，胸胁胀闷，嗳气食少，舌淡，脉弦，均为肝郁表现。此类泄泻属于肝脾不和型。

治法：抑肝扶脾，调中止泻。

方药：痛泻要方加减。白芍 15 克，白术 12 克，防风 10 克，陈皮 6 克，茯苓 12 克，柴胡 10 克，枳壳 10 克，佛手 12 克，甘草 6 克。水煎服，每日 3 次。中成药逍遥丸，每次10～15 克，每日 3 次。

方中白芍养血柔肝；白术健脾补虚；陈皮理气醒脾；防风升清止泻。若肝郁气滞，胸胁脘腹胀痛者，可加香附；若脾虚明显，神疲食少者，加黄芪、党参、白扁豆；若久泻不止者，可加酸收之品，如乌梅、五倍子、石榴皮等。

四、功能性腹泻的中医独特疗法

中医学治疗腹泻历史悠久，还积累了一些独特疗法，疗效显著，不良反应小，在民间流传数千年，有些至今仍颇受欢迎。这些独特疗法对功能性腹泻效果较佳，若因肠道感染引起的腹泻则还需配合抗感染治疗。

（一）自我按摩疗法

1. 腹部环旋肚脐周围摩动法　　肚脐正中为神阙穴，上方是中脘穴，左右是天枢穴，下方是关元穴。环旋肚脐周围的腹部按摩,有助于腹泻症状的减轻或消除。

具体操作步骤和方法:仰卧于床上,将全手掌平放于肚脐周围,以前臂和腕的协调运动带动手掌,以肚脐为中心,在下腹部做环旋摩动,一般选择顺时针方向(图1)。

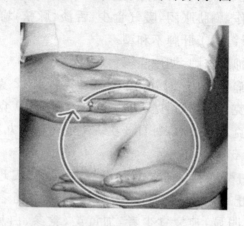

图1 腹部按摩

按摩时要求手法要轻柔,压力应均匀,动作和缓,力度适中,以腹部发热、无不适感为宜,按摩范围以神阙穴(肚脐正中即为神阙)为中心,逐渐扩大至整个腹部,可在早起和睡前进行。每分钟摩动50~80次为宜;每次时间不限,可根据个人需要掌握。腹部有急性炎症、恶性肿瘤的患者不能采用此法。

2. 脚部足少阳胆经点穴揉动法 足少阳胆经是人体十二经脉之一,自头部到脚部贯通全身,有几十个穴位。在脚部有一个治疗腹泻的穴位,位于足临泣与地五会穴之间,大约于小趾与第四趾丫前一指半(1.5寸),近地五会穴约1

分处,用食指轻按此穴时,腹泻者有压痛感,称此穴位为"特效腹泻穴"(图 2)。

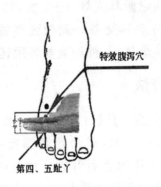

特效腹泻穴

第四、五趾丫

图 2 特效腹泻穴

"特效腹泻穴"对男女老幼均有作用,找到该穴后用食指放在穴位上(左右脚均有),以手和胳膊的自然重力轻轻揉动穴位,并默默地边揉边记揉动次数,每分钟揉 60 次左右,每日 2 次,每次约 3 分钟。

脚部足少阳胆经穴点按法治疗急性或轻度腹泻效果较明显,有的 1~2 次即可止泻;若腹泻特别重或病程较长患者,可配合其他治疗方法,坚持自我按摩直到治愈。

(二)耳穴贴压疗法

耳穴贴压疗法可以持续刺激穴位,安全无痛,无不良反应,长期以来被广泛应用。一般选用中药材王不留行(为石竹科植物麦蓝菜的果实),其表面光滑,大小和硬度都非常适宜用于此法。具体方法是将王不留行用沸水烫洗 2 分钟,晒干装瓶备用,应用时将王不留行贴在 0.6 厘米×0.6 厘米大小的胶布中央,用镊子夹住,贴敷在耳穴上。通常选择的耳穴有大肠、小肠、胃、脾、神门。

每日自行按压贴敷耳穴处 3～5 次,每次压 30～60 秒,3～7 日更换 1 次,双耳交替。刺激强度视患者情况而定。一般儿童、孕妇、年老体弱、神经衰弱者用轻刺激法。

(三)捏脊疗法

1. 捏脊治疗方法　督脉行于脊柱两旁,主一身之阳,捏脊可调理阴阳,调和气血,对治疗腹泻有一定效果。捏脊时,主要将手法作用于患者后背的脊柱及两侧,具体操作方式有两种。一种是用拇指指腹与食指、中指指腹对合,夹持肌肤,拇指在后,食指、中指在前,然后食指、中指向后捻动,拇指向前推动,边捏边向项枕部推移。另一种是手握空拳,拇指指腹与屈曲的食指桡侧部对合,夹持肌肤,拇指在前,食指在后,然后拇指向后捻动,食指向前推动,边捏边向项枕部推移。

上述两种方法可根据个人操作习惯和使用方便而选用。操作时,患者的体位以俯卧位或半俯卧位为宜,必须卧平、卧正,背部平坦松弛。在捏脊的过程中,用力提起肌肤,称为"提法"。每捏 3 次提一下,称"捏三提一法";每捏 5 次提一下,称"捏五提一法";也可以单捏不提。其中,单捏不提法刺激量较轻,"捏三提一法"最强。捏脊治疗要根据脏腑辨证,在相应的背俞穴部位上用力夹提,以加强针对性治疗作用。腹泻常选大肠俞、脾俞、三焦俞穴。两手沿脊柱两旁,由下而上连续地夹提肌肤,边捏边向前推进,自尾骶部开始,一直捏到项枕部为止。一般捏到大椎穴,也可延至风府穴(图 3)。重复 3～5 遍后,再按揉肾俞穴 2～3 次。通常每天或隔天捏脊 1 次，6 次为 1 个疗程。慢性疾病在 1 个疗程后可休息 1 周,再进行第二个疗程。

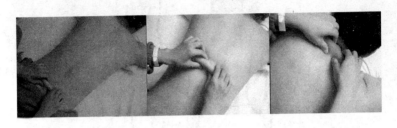

图 3　捏脊疗法

2. 捏脊注意事项　捏脊一般要求患者空腹,饭后不宜立即给予捏拿,须休息 2 小时后进行。操作时室内温度要适宜,手法宜轻柔。体质较差者每日次数不宜过多,每次时间不宜太长,以 3～5 分钟为宜。

捏脊疗法多用于小儿,必须是会翻身自行俯卧者,方可给予捏脊疗法。年龄过小的宝宝皮肤娇嫩,掌握不好力度容易造成皮肤破损;若婴儿太小,强行将其置于俯卧位,可能造成扭伤,甚至在捏脊过程中出现窒息。

(四)刮痧疗法

刮痧是运用物理手法强刺激经络,使局部皮肤发红充血,从而起到醒神救厥、解毒祛邪、清热解表、行气止痛、健脾和胃的功效,对腹泻有缓解的作用。

1. 刮痧治疗方法　腹泻刮痧治疗的主穴是胃俞、脾俞、大肠俞、小肠俞、足三里(图 4)。

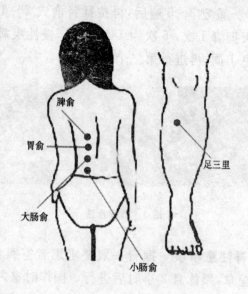

脾俞

胃俞

足三里

大肠俞

小肠俞

图 4　腹泻刮痧疗法主穴

让患者选择坐位或俯卧位，暴露颈肩和各刮痧部位。用75％酒精对脊柱两侧及应用的刮具进行消毒，保持皮肤和刮具的洁净。在被刮部位涂抹均匀刮痧介质（食油或清水），并用刮痧板（水牛角或汤匙）的平面在皮肤上摩擦到有热感为度，然后手持刮具，蘸取少许食油或清水，在预定部位进行单向刮动，干后再蘸再刮。

在实施刮痧时一定要让被刮者全身放松，先从颈部正中开始，从颈部的风府穴向下刮至大椎穴；刮痧板应以45°角向下均匀一致，从轻手法逐渐加力到中度手法。在整个刮痧过程中，刮痧板都要有一种渗透到皮肤内部的力，每一条刮痧带刮拭 15～30 次。再重刮胃俞、脾俞、大肠俞、小肠俞、足三里穴,以局部皮肤出现红紫色条痕或斑块为度,切忌用力过重。

2. 刮痧注意事项　刮痧出痧后让患者饮一杯温开水(最好为淡糖盐水),休息5～20分钟。刮痧出痧后30分钟以内忌洗凉水澡。前一次刮痧部位的痧斑未退之前,不宜在原处进行再次刮拭出痧。注意刮痧不必强出痧。妇女妊娠、经期,腹、腰、骶部位禁刮;皮肤有感染、疮疖、溃疡、瘢痕或有肿瘤的部位禁刮;血小板偏低者(容易出血)、危重患者要谨慎使用。

(五)拔罐疗法

拔罐疗法历史悠久,与针灸一样,也是一种物理疗法,发展至今罐具颇多,治疗疾病的种类和方法也很多。其中,拔火罐疗法因其简便易学、疗效显著,在民间采用最为普遍。目前使用最多的是玻璃火罐,因其通体透明,可随时观察拔罐内皮肤变化和出血等情况,在临床最为常用;又因观察方便,特别适于刺络拔罐。

1. 拔火罐治疗腹泻的操作

(1)选好拔罐的位置:神阙穴是治疗腹泻的首选穴位。它对腹痛肠鸣、水肿鼓胀、慢性肠炎、泻痢脱肛、中风脱症有很好的疗效。神阙穴的位置在肚脐窝处。

(2)罐的大小选择:罐的大小选择要因人和治疗效果而定。大罐吸力强,小罐吸力弱。一般成人可选大或中罐,幼儿选择小罐为宜。

(3)具体操作:操作时,嘱患者取仰卧位,全身肌肉放松;拔罐部位消毒后,以神阙穴为中心,用闪火法将罐吸着在神阙穴,留罐 10～15 分钟,当皮肤出现紫红色或瘀斑后,取下罐。取罐时一手拿罐,一手手指按压罐沿皮肤,慢慢取下,防止用力过猛损伤皮肤。每天治疗 1 次,3 次为 1 个疗程,一般经 1～3 次治疗,腹泻就可减轻或痊愈。若效果不明显,可隔 2～4 天后再做第二个疗程。

2. 拔罐注意事项　拔罐时注意保暖,防止伤风着凉;拔罐过程中,患者体位切勿移动,防止灼伤、烫伤及火罐脱落。皮肤过敏者、全身抽搐或烦躁不安者不宜拔罐;有水肿、重度贫血或出血性疾病及出血倾向者不能拔罐;月经期、妊娠期妇女禁用。

(六)艾灸疗法

艾灸疗法就是用艾炷、艾条等材料置于人体的一定部位,借助高温对特定穴位产生影响,用以防治疾病、强身健体的保健方法。它具有温经通络、消瘀散结、补中益气的作用,尤其对小儿秋季腹泻效果较好。以下两种艾灸治疗腹泻方法效果好,操作简便,易于掌握。

1. 艾绒制后敷贴法　艾绒少许置金属小盒内,以酒精灯加热,然后加十滴水少许,搅拌均匀,继续加温 1～2 分钟后,取出艾绒(艾绒已成湿润状),挤压至不滴水、不烫手后,置于神阙穴(即肚脐眼)上,用胶布盖住固定,经 24 小时取下。若皮肤无损伤,可再用上法敷贴。

2. 艾棒灸治法　让患者取仰卧位,暴露脐部,将食用盐炒至温热后,放入脐中,使与脐平,点燃艾棒灸肚脐,大约 20 分钟,注意保持一定距离,以免烫伤(图 5)。在操作时如果再用艾棒加灸足三里穴,效果会更好。

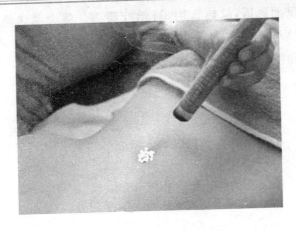

图5　艾棒灸治法灸肚脐

(七)药茶疗法

1. 马齿苋糖茶　马齿苋 50 克,茶叶 15 克,白糖 30 克。一起用沸水冲泡,当茶饮用。有清热止痢功效。

2. 乌梅肉姜茶　生姜 10 克,乌梅肉 30 克,绿茶 5 克,红糖适量。一起用沸水冲泡,当茶饮用。能杀菌消炎,收敛止泻。

3. 生姜茶　生姜、茶叶各等份。一起用沸水冲泡,频饮。有祛寒、除湿、止泻作用。

(八)民间单方治腹泻

将山药煮熟后蘸烤焦馒头末吃(或与烤馍片、烤面包片一起吃),有肠道吸附和健脾止泻作用。将核桃仁与红糖同炒成炭,取适量水煎汤饮服,可治疗腹泻。将香蕉烤至外皮发黑,里面熟透,趁热食用,可治疗腹泻。将大蒜烤熟透,温开水送服;还可将大蒜去皮,捣烂如泥,然后加入一小杯米醋,徐徐咽下,适用于急性肠炎。

第四章　特定人群的腹泻防治

一、群体性腹泻防控

　　群体性腹泻是指在特定环境、空间和时间内，由于共同原因而引起的多人或集体性的人群腹泻。一般而言，群体性腹泻是在一个比家庭还要大的某个相对集中的区域或同一自然村、社区、建筑工地、企事业单位、学校、部队等，多人在一定时间内同时或相继出现的消化系统症状。它具有临床表现的相似性，发病人群的聚集性，与流行病学的关联性，健康损害的严重性等特点。某地区或某单位若出现的是一起群体性腹泻事件，就会在同一时段中多人同时住院治疗，患者的症状大体一致，但往往由于个人的年龄和体质差异而病情严重程度却有所不同。

　　群体性腹泻的危害难以估量，一旦暴发，大量人群发病，容易产生重症患者，甚至导致死亡病例，在病因不明时会引起社会恐慌；干扰社会许多方面的正常运转；造成政治与经济生活的不稳定，甚至给国家带来灾难性打击。这在古今中外史料中都有据可查。

　　群体性腹泻属于国家管控的公共卫生事件之一。根据

2006年1月1日起实施的《国家突发公共卫生事件相关信息报告管理工作规范（试行）》规定，1周内，同一学校、幼儿园、自然村寨、社区、建筑工地等集体单位中发生20例及以上感染性腹泻病例，或死亡1例及以上，即应作为一起突发公共卫生事件相关信息进行报告。

群体性腹泻发生的原因多为病原体感染性疾病（包括新发传染病，如近年出现在西非并扩散到欧美等地区某些国家的埃博拉出血热）、食物中毒、水污染或其他未知因素引起的疾病所致。这其中，感染性腹泻占绝大多数，而引起感染性腹泻的病原体主要有病毒、细菌、寄生虫三大类。在我国，常见病原体以细菌和病毒为主，目前国内病毒性腹泻中常见的病原体有轮状病毒、诺如病毒等。下面简要介绍易发生在部队、学校、企事业单位的群体性腹泻的主要原因与防控措施。

（一）部队发生群体性腹泻的原因及防控

1. 部队群体性腹泻防治的重要性　由于部队人员高度集中、集体就餐、训练强度大，特别是夏秋季节野外驻训、拉练时，容易引起群体性腹泻事件。一旦暴发病原体感染的群体性腹泻，将严重影响正常军事训练和战斗力，造成非战斗减员。因此，部队各级领导和卫生防疫部门必须高度重视群体性腹泻，时时刻刻都要严加防控，确保指战员的健康。这样才能做到平时练好各项真本领，战时对敌攻守兵力强。

2. 部队群体性腹泻要及时上报与诊治　部队官兵高度集中统一，一旦发生群体性腹泻，须立即向上级组织报告，尽快按病员发病情况采取诊治措施,尽早给予对症处理。对严重腹泻失水或有休克迹象的患者,首先应赶快补液,防止休克。不能盲目应用抗生素药物治疗,必须通过病原体检测,明确发病原因和腹泻类型后实施中西医结合的治疗方案,这样才能收到良好治疗效果。例如,2012 年 7 月,我国某边防部队出现群体性腹泻患者 70 例。其中,急性肠炎 28 例,急性细菌性痢疾 26 例,消化不良 5 例,腹泻待查 11 例;63 例患者病原体检测阳性。由于防治及时,措施得当,通过科学合理的药物治疗和对症处理,所有患者均康复,预后无不良反应。

3. 部队群体性腹泻发生的常见原因　据临床调查和研究发现,部队发生群体性腹泻的常见原因主要有以下几个。

(1)饮食、饮用水不当:特别是夏季天气炎热时喝生水、吃不新鲜的和被蚊蝇、害虫爬过而受到污染的食品;或训练中接触有疫情的水源、使用未经消毒及不洁净安全的生活与饮用水。

(2)感染性疾病易传播:部队训练条件艰苦,环境恶劣,体力消耗大,机体免疫功能下降,尤其夏秋季节,蚊叮虫咬,易传播感染性疾病,导致腹泻等胃肠道症状。

(3)部队移动性大,居住地不固定:因生活环境改变会使官兵肠道益生菌受到破坏,胃肠道菌群不能平衡和稳定,会引起所谓"水土不服"而腹泻;气候和湿度变化的影响也会引起腹泻。

(4)部分官兵的疾病防治知识不足:有些官兵认为自己很强健,身体素质过硬,对防治感染性疾病认识不足,因此轻视或放松了预防保健规章制度的实施,让感染性病原体有了可乘之机，而发生腹泻后仍不引起注意和重视，拖延治疗，因此容易发展成为重症病例。

4. 部队群体性腹泻的防控措施

（1）部队要高度重视生活用水和饮食卫生的监督检查：部队后勤和卫生部门对生活用水（特别是饮用水）、食品、餐饮设施和餐具等要加强管理，严格执行科学的卫生管理规章制度和标准；对采购、运输、储存、加工等各个环节均要按程序监测和管理，避免容易导致腹泻的各种食源性和水源性因素。尤其在野外训练时，要有健康安全措施，保证官兵的食物和饮用水无毒、无害、无污染。

（2）改善和提高连队基层生活条件：官兵长期的生活环境要定期进行卫生消毒，如宿舍、餐饮室等公用场所，应采取含氯消毒液消毒，紫外线消毒要每次照射 30 分钟，每周 1次；夏季针对蚊虫苍蝇聚集处和鼠类出没的地方进行清洁消毒；对厕所、垃圾通道等场所要严格执行部队卫生管理规则；官兵在野营训练和执行各种任务时，要有预防蚊叮虫咬和其他害虫侵袭的措施，睡觉时要使用蚊帐或驱蚊虫措施进行防护。

（3）根据官兵实际情况进行针对性的定期健康教育：通过教育，让官兵了解和掌握必要的相关医学科普与卫生知识，如系统地讲解腹泻的原因、危害，以及腹泻的种类和临床症状，掌握自我判断各种腹泻的简要方法，尤其在出现腹痛、黏液脓血便等症状时，能主动及时地就诊治疗，避免发生严重的并发症。

（4）培养官兵养成良好的健康生活习惯：如饭前便后洗手；不食用或饮用生冷食品和未烧沸的凉水等不安全卫生

或可能受到污染的饮食、饮料；不接触有疫情和感染源的水域和物品等；在野外生存时自觉执行保健防护规章制度和认真落实各项防护性措施等。

（二）企事业单位和居民区群体性腹泻的防控

1. 企事业单位和居民区发生群体性腹泻的常见原因
企事业单位和居民区还包括工程建筑施工单位和城乡居民区等。企事业单位人员一般来自各个家庭、社区和地域，他们的生活习惯、年龄、身体健康状况等有较大差异；到单位上班和就餐时又相对集中，人员之间接触较密切，是易发生群体性腹泻的人群集中场所。这些单位如果卫生设施很差，对国家和卫生防疫部门颁布的卫生管理规章制度执行不严或落实不好，卫生监督检查不认真，就容易发生群体性腹泻；在疫情好发季节或疫区的乡村和城市居民，亦容易发生感染性腹泻。

据媒体近些年披露，食品药品监管部门和疫情防控部门调查发现，水源性及食源性中毒为群体性腹泻的最常见原因。例如，某疾病控制中心报告，海口市某新村一住宅区发生群体性腹泻，在 3 天内出现患者 58 例，对患者用肛试纸样品和饮用水样品进行实验室检测，诊断结果为私人管理的供水设施水质被产毒性大肠埃希菌污染。又如，2014 年 8 月上海市松江区 3 家医院先后共收治了来自附近 6 家企业近 200 名不同程度出现腹泻、发热等症状的患者。松江区食品药品监管部门调查结果显示，这些患者均食用了单位统一订购的员工盒饭。

感染性疾病在人员中传播、扩散，是企事业单位和城乡居民发生群体性腹泻的另一常见原因。例如,由诸如病毒引起的病毒感染性腹泻,具有发病急、传播速度快、涉及范围广等特点,以肠道传播为主,可通过污染的水源、食物、物品、空气等传播,易在企事业单位、部队和社区、学校、餐馆、医院、托儿所、养老院等发生暴发流行。又如,由柯萨奇病毒引起的感冒,经人与人之间传播扩散,也可发生群体性腹泻。

2. 企事业单位和城乡居民群体性腹泻的防控措施

(1)保证生活用水安全:对所有水井、蓄水池等水源要定期进行消毒;保障供应符合卫生标准的白开水或其他饮用水。

(2)按法定标准保证餐饮设施卫生:对食堂所有炊具、就餐场所、餐桌,要随时进行消毒处理;碗、碟、筷子要在每次使用前进行高温蒸气消毒。

(3)认真把好食品和原料采购关:采购食品、食材和加工原料要有明确的规章制度;加强对采购人员的培训和管理,提高他们的业务素质,以保证不采购有污染、过期、腐败、霉变原料,不买无证和不合格的成品和半成品。

(4)严格执行餐饮工作人员健康管理法规:对从事餐饮服务的炊事员和其他辅助服务人员,要按照国家法定期限进行健康体检;所有餐饮服务者必须穿戴洁净的工作衣帽;接触饭菜和其他食品前,必须先洗手消毒。

(5)全方位治理好环境卫生:企事业单位、城市、乡村的各级政府和部门,要有卫生环保设施的投入;对劳作、休息、文化娱乐等公共场所,宿舍、厕所等内外环境,要有专人管理清洁卫生;污染的水源、粪便须加强管理和进行无害化处理；尤其对餐饮周围环境要注意定期消毒；各级领导要重视在容易发生感染性疾病的季节开展爱国卫生运动，发动全体员工集中消灭老鼠、臭虫、苍蝇、蚊子和蟑螂等传播疫病的宿主和媒介。

（6）切实落实食品卫生管理法规：食品安全监督和管理部门要认真抓好饭店、餐馆等餐饮业和食品生产经营与销售者的食品安全管理法律法规的落实。食品生产经营企业和食品摊贩，必须先取得卫生行政部门发放的卫生许可证，方可申请办理领取工商行政部门签发的营业执照，否则不准从事食品生产经营活动。

（7）加强员工和居民的健康教育：通过健康教育提高员工和居民的防病意识和健康素养，养成讲究公共卫生和良好的集体健康生活习惯；在日常生活中，自觉关注自身与集体的健康与卫生。

（三）在校生发生群体性腹泻的原因及防控

1. 学校发生群体性腹泻的主要原因　近几年来，媒体对在校大中小学生及幼儿园孩子发生群体性腹泻事件的披露越来越多，成为家长、学校最担心的问题和社会关注热点。各地卫生计生综合监督执法机构和预防医学专家的调查和研究报告显示，导致在校学生群体性腹泻频发的主要原因是食品污染、饮用水污染和感染性疾病三个方面。

（1）食品污染所致学生群体性腹泻：据了解，现在的许多家长为了省事，对上学的孩子，除了晚餐在家吃以外，早餐多数是到外面小吃摊买着吃，中餐在学校和附近餐馆吃。这往往是学生发生食物中毒，引起群体性腹泻的主观原因。

据报道,广西某县在 2014 年 4～7 月先后发生 2 起学生以腹痛、腹泻为主要症状的群体性腹泻事件,而且延续时间较长,人数众多。经组织相关专业人员进行现场调查和检测结果发现,患者多因在路边小吃点、餐馆或食堂吃了受到污染的食品所致。为解决学生饮食安全问题,该县工商部门对学校及学校周边餐饮经营户和小卖部加大了监督力度,凡是餐饮、食品经营者,必须要有食品流通许可证等相关证照,进货检查验收、索证索票、购销台账和质量承诺制度必须落实,不准销售"三无"食品和假冒伪劣、有毒有害、过期变质及其他不合格食品。

许多有关学生食物中毒事件的调查和研究报告显示,引起在校生群体性腹泻事件的原因绝大部分是因食用了被细菌污染的食品所致,如痢疾杆菌、大肠埃希菌、沙门菌、副溶血性弧菌、变形杆菌、金黄色葡萄球菌等。也有因饮食中含有如甲醛、硝酸盐、硫酸镁等有害化学物质超标所致。少数是由于饮食中有可引起腹泻的动、植物而引起的,如河豚、野菇、蓖麻油、芦荟、番泻叶等,但这些因素引起的腹泻一般危害不大,停止食用后会自愈。

(2)饮用水污染所致学生群体性腹泻:据各省市有关卫生监督和疾病预防部门相关专家调查和研究认为,生活用水污染,尤其是饮用水受到污染,常常是导致在校学生发生群体性腹泻的重要原因。实际教训已证明,饮用水卫生是学生健康的重要保障。水源受到污染、供水系统出现异常或因学校环境状况而使饮用水遭到污染,都可能造成学校肠道传染病或其他一些疾病的暴发与流行。例如,2011 年 5 月,某县中学师生陆续出现腹痛、腹泻病例,从 16 日至 23 日仅1周内共发病196例。通过流行病学调查、临床表现和实验室水质检测分析，这为一起由于自备水水源污染引起的感染性腹泻事件。2010年11月，某市一所小学发生一起以呕吐为主要临床症状的饮水机出水嘴污染事件，致使71名学生陆续出现呕吐、腹泻等胃肠道症状，经现场流行病学调查证实，为一起由呕吐型蜡样芽孢杆菌引起的校内暴发性疫情。

（3）感染性疾病所致学生群体性腹泻：近几年来，感染性疾病传播流行所致的群体性腹泻，在全国各地学生群体性腹泻事件的报告中屡见。值得提醒的是，感染性病原微生物（包括病毒、细菌、寄生虫）的传播流行所致群体性腹泻，如目前仍时有发生的霍乱、伤寒、鼠疫、肝炎、出血热和近年来出现的非典型性肺炎、人感染高致病性禽流感、埃博拉等，一旦传播流行，对人类的损害极大，其结局难以预料。

如今的青少年流动性强（如参观旅游、学习交流），活动范围广（涉及农村、城市和国内外），与人交往多，在校生尤其如此。他们来自四面八方，不少大学还有来自世界各国的留学生。这就为传播各类感染性疾病提供了极大的可能性。因此，家长、学校和各级政府与相关部门都必须高度重视，做好各级各类在校学生的群体性腹泻防治工作。

2. 在校生群体性腹泻的防控措施

（1）严格执行相关法律法规，完善落实各项防治措施：对于上述各种原因所致在校生群体性腹泻的防治问题，我国早有法律法规和相关要求。鉴于近年来各种原因所致群体性腹泻事件发生较频繁，2014年10月16日，国家卫生计生委和教育部联合下发通知，进一步强调做好学校食源性疾病监测报告和饮用水卫生管理工作,预防学校食物中毒、肠道传染病流行事件和饮用水污染事件的发生。要求各地严格按照法律法规和相关工作预案实施;明确卫生计生、教育部门及相关技术机构的工作职责,建立定期沟通与协商的工作机制,认真排查食品和饮用水安全隐患;对农村、边远地区学校食源性疾病要重点防控,切实采取有效措施防范风险。学校要严格执行食品安全制度,落实食品采购索证索票、进货查验和台账记录制度等;使用自建供水设施的单位,要加强水源卫生防护;使用二次供水的要对蓄水设施定期清洗消毒;使用的水处理设备必须有卫生许可批件,并定期清洗消毒和维护,确保水质合格。一旦发生饮用水污染事件,学校要及时报告当地卫生计生部门和教育部门。各地卫生计生综合监督执法机构要加大学校饮用水卫生监督与指导力度,对学校蓄水设施、饮水设备的清洗消毒进行指导,对发现的问题督促整改。疾病预防控制机构和医疗机构要做好学校食源性疾病暴发、流行处置应急准备及特殊药品等物资储备,加强技术培训和应急演练。

(2)对在校生群体性腹泻事件的具体防治要做到"五早":①早发现。中小学、幼儿园要强化晨检制度。晨检要在校医的统一组织和指导下,由班主任和代课老师对早晨到校的每个学生进行观察、询问,特别对请病假的学生应及时沟通,查明病因;有可疑者应由校医做进一步检查确认,提出保健与防治意见,并请家长配合解决。大专院校对待传染病疫情,要由校医在学生就诊时予以排查,及时发现;应以年级、班级或宿舍为单位,采取相应的排查措施,发现有传染病早期症状者,督促其立即到医院就诊。②早报告。

中小学负责医疗保健的工作人员和大专院校医院有关科室的医师为疫情报告责任人,在确认疫情的第一时间内报当地疾病预防控制中心和上级教育主管部门;并按照当地疾病预防控制中心的要求,做好疫情的登记、分析和整理工作。对不报、瞒报、漏报者要追究法律责任。③早诊断。各学校一旦发现学生中可疑病例或疫情,必须尽快启动防治预案,组织专家明确诊断;同时将诊断结果和诊断依据报当地疾病预防控制中心;没有条件对疾病进行确诊的,应协助卫生部门采样、调查,使之能尽快作出诊断。④早隔离。对确诊病例、疑似病例和可疑病例有早期症状者,应按照感染性疾病防控要求和措施,立即实施隔离,确保不在学生中继续传播扩散;根据传染病类型和传染性强弱,必要时对接触过患者的人员实施相应隔离观察措施;如发生暴发疫情或新病例持续不断等情况,学校要主动与上级相关部门配合,积极落实疾病预防控制中心提出的疫情控制措施。例如,采取停止师生的集中活动、学校或班级暂时停课等措施,严防疫情扩散。并要通过针对性的医学科普宣传教育,提高学生防控疫病的认识和能力,不去或少去人群集中的场所,不互相串门,不到隔离病房探视,不接触已确诊患者。⑤早治疗。对确诊病例、疑似病例有早期症状者,应根据不同类型传染病,及时将患者送定点医院隔离治疗或在家隔离治疗。同时,在当地疾病预防控制中心指导下,对患者所在场所进行终末消毒。发生大面积疫情时,可对与患者接触的其他人员进行预防性投药,对其所在场所定期消毒。

(3)改善学校卫生条件和学生学习与生活环境:教学用房、宿舍、餐厅要通风良好;食堂建筑、设备及环境要求应符合《学校食堂与学生集体用餐卫生管理规定》(2012 年 3 月颁发的教育部令第 14 号);厕所应有冲洗与洗手设施;要为学生提供符合标准的饮用水;有与学校规模相适应的校医疗卫生机构及完善的设备、设施;平时要做好准备,保证疫情发生时有足够的消毒、防护用品,以及应急工作所需的物资、经费。

二、婴幼儿腹泻防治

婴幼儿腹泻是由多种病原、多种因素引起的以排便次数增多和粪质稀薄或如水样为特点的小儿消化道综合征。婴幼儿反复多次的感染性腹泻会直接损伤肠道吸收功能,导致患儿营养不良,造成生长发育迟缓,严重者可能影响一生。在我国,小儿腹泻是仅次于呼吸道感染的第二位常见多发病,四季均可发生,以夏秋季多发;且年龄越小发病率越高,发病年龄多在 2 岁以下,1 岁以内者约占 50%。据世界卫生组织近年统计,该年龄组每年发病约 1.5 亿人次,死亡人数达 150 万～250 万,主要发生在欠发达国家和地区。

(一)婴幼儿腹泻的原因与临床特点

婴幼儿腹泻发病高峰在 2 岁以下,尤其是 6 个月至 1 岁的婴儿多发,人工喂养儿比母乳喂养儿发病率高。

婴幼儿腹泻有感染性腹泻和非感染性腹泻两类,据临床统计,绝大部分属于感染性腹泻,其发生率约占 85%,且通常比非感染性腹泻严重。夏秋季是婴幼儿感染性腹泻的高发季。夏季,细菌感染性腹泻的患儿较多,实验室检查可发现的病原体有大肠埃希菌、痢疾杆菌、空肠弯曲菌、沙门菌等;秋季以轮状病毒为主。近年来,新病原如诺如病毒、出血性大肠埃希菌 O157、霍乱弧菌 O139 等病原体引起的感染性腹泻常有散发或暴发流行,对婴幼儿健康危害更大。

1. 婴幼儿感染性腹泻　感染性腹泻分为肠道内感染和肠道外感染。

(1)肠道内感染:①细菌感染。大肠埃希菌和痢疾杆菌感染最多见,也有鼠伤寒沙门菌感染发生。这种肠道内感染发生的侵袭性细菌性肠炎,临床表现为恶心、呕吐、腹痛、频泻、排黏液脓血便,镜检有大量白细胞和不同数量的红细胞,有发热等全身中毒症状,严重者可休克。如细菌性痢疾、鼠伤寒沙门菌小肠结肠炎、侵袭性大肠埃希菌肠炎、耶尔森菌小肠炎,均有痢疾样脓血便,镜检有大量白细胞及不同数量的红细胞。②病毒感染。常见的主要为人类轮状病毒、诺沃克病毒、柯萨奇病毒感染。在临床收治的婴幼儿中,轮状病毒感染性肠炎起病急,常伴有发热和上呼吸道感染症状,咳嗽、流清鼻涕等,病程一般在 1 周左右。发病初期多有呕吐,24 小时内出现腹泻,每日排便数次至数十次,呈现稀水样或蛋花汤样粪便,无腥臭味。症状严重的患儿常伴不同程度的脱水、酸中毒及电解质紊乱,抢救治疗不及时可危及生命。③真菌感染。常见的主要为白色念珠菌感染。真菌一般是条件致病菌,真菌感染性腹泻多为肠道内菌群失调的结果,在使用抗生素较多时容易发生。④寄生虫感染。常见的引起婴幼儿感染性腹泻的寄生虫有蛔虫、钩虫、蛲虫、蓝氏贾第鞭毛虫等。其感染的发生率以往比现在高,农村比城市高;感染的原因多为生活环境条件差、不良卫生习惯和小儿饮食不洁等。患儿感染寄生虫后经常会出现腹痛、腹泻,有时这些寄生虫会随着粪便排出。

(2)肠道外感染:上呼吸道感染、中耳炎、肺炎、肾盂肾炎、皮肤感染、急性传染病时可伴腹泻。这类腹泻是因为患病后发热及病原体的毒素作用使消化功能紊乱所致。有时肠道外病原体可同时感染肠道。

2. 婴幼儿非感染性腹泻 非感染性腹泻主要是婴幼儿的生理因素和饮食喂养不当所致。

婴幼儿生长发育快,所需营养物质相对较多,且婴幼儿食物以液体为主,每天饮食进入量较多。许多家长在人工喂养过程中喂养不当,如喂养不定时、食量过多、食物成分不适宜婴幼儿胃肠消化,或突然变换品种和断奶等,这会使婴幼儿胃肠道负担过重,难以消化吸收,往往引起腹泻。

婴幼儿消化系统发育还不成熟,胃酸和消化酶(如乳糖酶)分泌较少;出生不久,胃肠道尚未建立正常的有益菌群;有对某种食物成分过敏或不耐受问题等,都会导致腹泻。

婴幼儿抵抗力差,免疫系统还没有发育健全,适应能力差。气候突然变化,冷暖温差过大导致伤风感冒;腹部受凉后肠蠕动增加;天气过热导致消化液分泌减少,都可能导致腹泻。

此外,婴幼儿患病时不合理地使用抗生素引起的肠道菌群失调,也可引起腹泻。

3. 婴幼儿腹泻的临床分级

(1)轻型腹泻:多为饮食因素或肠道外感染,也可因肠道内病毒或非侵袭性细菌感染引起。主要症状是胃肠道症状,食欲缺乏,排便次数增多,每日 10 次以内,量不多,呈黄绿色稀水便。粪便镜检可见脂肪球,无明显全身症状,无脱水症状,一般情况好。

(2)中型腹泻:多因肠道内感染所致,有较重的胃肠道症状,还有脱水、电解质紊乱及全身中毒症状,但较轻。

(3)重型腹泻:患儿腹泻频繁,每日 10 次至数十次,呈黄绿色或黄色、蛋花汤样或水样便,量多;粪便镜检可见脂肪球及少量白细胞;常有呕吐,食欲低下,伴有重度脱水;电解质和酸碱平衡紊乱,往往会出现代谢性酸中毒、低钾血症、低钙血症及明显全身中毒症状;患儿烦躁不安、精神萎靡、意识蒙眬,甚至昏迷,高热或体温不升,救治不及时可危及生命。

(二)婴幼儿腹泻的诊断和治疗

1. 家长要学做家庭医生 诊断婴幼儿腹泻对专业医生并不难,通过了解病情、观察患儿及对粪便和血液进行必要的实验室检查,即可诊断出究竟是什么疾病或原因引起的腹泻,然后进行对症治疗。

然而,这对家长们来说就难多了。因为腹泻是由多种病原、多种因素引起的,它只是婴幼儿疾病的一个症状或表现;尤其是还不会说话或不善表达的小儿,身体不舒服就只会哭,从他们口中了解不到任何有参考价值的病情;同时,家庭不具备做检查的条件。在这种情况下,为了使孩子在发病后能早期发现、早期治疗、尽早康复,照顾婴幼儿的家长要学做孩子的家庭医生。其实这并不难,只要平时注意阅读、学习一些婴幼儿医疗保健知识,了解和掌握应知应会的基本医学科普知识就可以了。

　　(1)学习和了解婴幼儿腹泻的临床表现：正常婴幼儿每天排便1～3次,粪便呈淡黄或金黄色,偶尔稀薄。孩子如果每天排便在3次以上,就表明有腹泻苗头了。夏季腹泻的患儿粪便常呈黄绿色蛋花汤样,有霉臭味和较多黏液;秋季腹泻的患儿排便量多,呈水样,无腥臭味。有些患儿伴有全身和胃肠道症状。轻者偶有恶心呕吐症状,严重者会出现发热、食欲减退,腹痛、里急后重,全身乏力甚至休克。

　　(2)学习和掌握对婴幼儿腹泻脱水的判断：频繁腹泻易引起患儿脱水,严重者可发生休克等威胁生命的症状。作为孩子的家庭医生,需要学习和掌握对其判断和处理的办法。判断婴幼儿腹泻脱水的主要指标：①体重迅速减轻。患儿体液丢失占体重5％以上,应考虑脱水存在。②少尿。尿量减少程度与脱水严重程度成正比。③眼窝凹陷。孩子双眼眼窝凹陷时提示已有轻、中度脱水。④哭时有无泪水。哭时仍有泪水,说明患儿处于轻度脱水状态;哭而无泪水、口渴、烦躁不安,提示机体严重脱水。⑤其他。前囟门凹陷,皮肤弹性差,四肢末端冰凉等,也为患儿脱水的客观征象。

　　(3)婴幼儿腹泻脱水的家庭防治方法：①注意给孩子补充液体。婴幼儿尤其是新生儿腹泻,容易出现脱水现象,当发现腹泻时,家长就应注意随时给孩子补充液体,每当呕吐或腹泻后,最好是口服电解质平衡盐溶液(其主要成分为葡萄糖、水,并含有少于2％的氯化钠、枸橼酸钾、枸橼酸钠和枸橼酸)。忌服食盐片剂,否则会加剧腹泻。②劝慰孩子好好休息。让孩子知道要想病好必须休息好;尽量陪在孩子身边,使孩子得到心理安抚。③注意孩子的饮食调养。发生腹泻后应暂时减少患儿的进食量,并以清淡易消化吸收的饮食为主,如面汤、米汤或糯米稀粥等,在冲奶粉时亦可加些米汤,不要食用鱼、肉,待病情稍有好转时,可先吃蒸蛋羹等,逐步慢慢恢复正常饮食。单纯母乳喂养的患儿,可照常哺乳。④注意观察和记录病情。首先要注意观察孩子的神志、精神状态、面容、四肢温度、脉搏等变化,注意脱水是否改善或加重;观察排便次数、量及性状,并认真做好各项记录;保留一些新鲜粪便送医院检查,有助于病因诊断,为疾病治疗提供可靠依据。如果孩子腹泻时发热、呕吐,每日排便10次至数十次,并且不愿意进食,表明病情较严重,应及时送孩子到医院,由专科医生进行诊治。

(4)婴幼儿腹泻须对症治疗,切勿滥用抗生素:据中国药学会统计资料显示,我国每年出现腹泻症状者的抗生素平均使用率达84%。临床实践和观察显示,超过70%的腹泻不必使用抗生素;有些腹泻,如轮状病毒所致的秋季腹泻,以及饮食不当、消化不良、过敏刺激等原因引起的非感染性腹泻,滥用抗生素会引起耐药菌的产生和菌群失调等。目前多数抗生素对病毒和真菌无效。秋季婴幼儿腹泻多为病毒感染、受凉感冒所致,粪便常呈水样或蛋花汤样,大多没有特殊的腥臭味。这是一种自限性疾病,无特效药物治疗,一般病程5~7天,多数患儿在1周左右会自行康复。如果滥用抗生素,对孩子有害无益,会使腹泻迁延或加重。因此,感染性腹泻需要用药时,应遵照医嘱治疗,绝不能滥用抗生素。

(5)家长不要随便给孩子使用止泻药:有些家长见小孩腹泻,就用蒙脱石散(思密达)这类药来止泻,这对孩子的健康不利。人体很多疾病发生的症状是机体本身的保护性反应。当小孩因某种疾病侵袭,产生保护性反应的腹泻时,会把体内的毒素排泄出来,对于一般的轻型腹泻,顺其自然会对孩子的健康更有利一些。

2. 病毒和细菌感染性腹泻的治疗

(1)治疗原则:在感染性疾病流行地区和有疫情暴发时,婴幼儿发生腹泻后应立即隔离和治疗;尽快采样做病原学和(或)血清学检查,查明病因,查明传染来源,采取相应措施,切断传播途径,阻断疫情发展。无论是一般治疗还是对症治疗,均应重视预防和改善中毒症状,以及纠正水、电解质的平衡失调;须针对引起腹泻的病原体,及时给予相应的病原治疗。

(2)中西医综合治疗:根据引起腹泻的病因及症状表现,中医学一般把腹泻分为寒泻、热泻、虚泻、实泻、伤食泻。通常在西医静脉补液、控制感染、对症治疗的基础上给予中医治疗,临床常用消积导滞、清热利湿、温中健脾、益气养阴等治法,治疗婴幼儿腹泻效果明显。

(3)饮食调养:腹泻患儿多有营养障碍,如病情允许,应继续进食适宜的食物。既往对于急性腹泻主张"胃肠道休息",一般先采用8~12小时禁食治疗。然而,临床研究及实践证明这样禁食不科学。这是因为,患儿由于腹泻已经影响了营养物质的吸收,如果再给予禁食,势必造成进一步的营养素缺乏,使患儿的抵抗力降低,不利于疾病的康复;而继续保证营养素的供给,能使患儿尽可能恢复体力,且不会因进食而加重腹泻和呕吐。因此,除重型腹泻和呕吐严重者外,其他患儿不必禁食,但需调整饮食。母乳喂养儿可同病前一样喂养，也可缩短每次哺乳时间。人工喂养儿可根据病情暂时选用脱脂奶粉、低乳糖配方奶粉。已添加辅食的孩子应暂停喂食不易消化的和含脂肪类多的食物，给予易消化流食及半流食，2～3天后转为正常饮食。

（4）益生菌治疗：目前国际公认，益生菌能抵抗外来病原菌的侵入，提高免疫力；并能通过与免疫系统和肠上皮细胞的相互作用，增强肠道对感染因子的防御能力。急性腹泻是目前益生菌药物使用最主要、最广泛的适应证。欧美国家已把使用益生菌药物列入急性胃肠炎的处理指南或共识。国内已做大量临床研究，证实了益生菌菌株（包括双歧杆菌、乳杆菌、粪链球菌、酪酸梭菌、地衣芽孢杆菌、布拉酵母菌等）制剂对急性腹泻包括儿童病毒性和细菌性肠炎的治疗效果。

3. 真菌感染性腹泻的治疗　常见的真菌感染主要为白色念珠菌感染。真菌一般是条件致病菌，真菌感染性腹泻常为肠道内菌群失调的结果，在使用抗生素较多时容易发生。其主要症状是腹泻，服用伊曲康唑，同时口服碳酸氢钠片进行治疗，就可以缓解这样的症状了。症状缓解后不能立即停药，需要几次复查，监测是否治疗彻底，复查结果正常后方为痊愈。

4. 寄生虫感染性腹泻的治疗　蛔虫、钩虫、鞭虫、蛲虫等土源性肠道线虫病在小儿中感染率较高，以3岁以上最易发生，2岁以下亦不少见。患儿排便或呕吐时，有的寄生虫可随之而出。寄生虫病往往导致患儿营养不良、贫血，反应迟钝、发育障碍，甚至可因并发症而危及生命。

婴幼儿应定期检查粪便，如有肠道寄生虫感染，即可发现和确诊。患肠道线虫病应及早进行驱虫治疗。目前,西医驱虫药多为广谱、高效、低毒的复方甲苯咪唑、甲苯达唑和阿苯达唑等,但这些药终究有一定的不良反应,婴幼儿要慎用,应遵医嘱或严格按照说明书合理选择不良反应较小的药物使用。

　　我国民间有很多治疗这类寄生虫病的中医药单验方,没有不良反应,且有不错的效果。例如:①焙干的南瓜子,粉碎成末,用量根据患儿年龄大小不等,每次服用 50～150克,可驱蛔虫。②向日葵子生食,每日约 50 克,连吃 1 周,可驱蛲虫。③生姜 100 克洗净、切丝,放入 250 毫升米醋中,入罐内密封 7 日后服用,每日早晨饭前服 10 毫升,可驱蛔虫。④米醋 60 毫升,加入花椒少许,煮沸后去花椒,1 次服下,可治胆道蛔虫。⑤牵牛子 60 克,槟榔 30 克,使君子肉 50 粒,白糖适量。先把牵牛子放入锅内炒香后研末;把使君子肉微炒后取出,同槟榔一并研成细末;将 3 味药混匀。每日取药末 3～5 克与白糖 1 次服下,连用 2～3 日,适用于杀虫驱蛔,但体弱患儿不宜多吃和常吃。⑥"海南椰鸡汤"具有杀虫消疳、养心安神的功效,对防治蛲虫病有一定效果。椰子1 个,鸡肉 300 克,核桃仁 50 克,大枣 5 枚,食盐 3 克,生姜片5 克。将鸡肉洗净,切块,入沸水中氽烫后捞出;核桃仁用水浸泡,去除油味;大枣去核,洗净;椰子取汁,椰肉切块。将以上各味与生姜片一起放入砂锅中,加入适量清水,先用大火煮沸,再改用小火煲煮约 3 小时,煲好后加食盐调味,即可给患儿食用。

（三）婴幼儿腹泻的预防

预防婴幼儿腹泻最重要的是保证孩子有健康洁净的生活环境和养成良好的健康生活习惯。包括孩子、经常与孩子接触的家长及其他人，都要有良好的卫生习惯、饮食习惯等。在日常生活中要做到以下几点。

1. 要有养育孩子的洁净生活环境

（1）随时保持婴幼儿生活场所、居室、厕所、餐饮等设施的清洁卫生，经常清洗消毒，尤其是餐具、孩子的玩具、便器要注意消毒。

（2）勤换衣服，所有穿戴、床上用品等要勤洗勤换，并用沸水浸泡或用其他方法消毒；被褥要经常晾晒，以杀灭病原微生物。

（3）不养宠物，更不能让孩子接触宠物，远离感染源。

2. 要具备养育孩子的健康生活习惯

（1）照料和接触孩子的人要做到勤洗手，勤剪指甲；定期为孩子洗澡，每天早晚为孩子清洗臀部。

（2）给孩子穿满裆裤，隔离地面和孩子玩耍场所的各种疾病感染源和有害物的侵染。

（3）纠正孩子吸吮手指的不卫生习惯，如果一时难纠正，则应注意孩子双手的清洁卫生。

3. 要坚持母乳喂养

（1）母乳喂养新生儿最少 6 个月以上，才能保证孩子的消化系统正常健康地发育，为其逐步成熟打下良好基础，具备强有力的抵御病原微生物入侵的能力。

（2）母乳喂养，喂奶前要清洁乳房；人工喂养时要清洗双手。

(3)不要总依赖奶瓶喂孩子食物,尽量试着放弃奶瓶,而改用碗、勺,因奶瓶容易污染,不易清洗消毒,特别是橡胶奶嘴易被病原体污染。

(4)给孩子喂剩的食物最好不要放在奶瓶中再给孩子喂食,以防一旦变质后引起腹泻。

(5)小儿不饮用生水,不吃生冷的食品等。

4. 加强对孩子的疾病防护

(1)在疫病流行期和容易流行季节,远离人群较多或密集的公共场所;无论在任何情况下都不要让孩子密切接触有各种感染性疾病的人。

(2)注意给孩子保温,尤其是夏秋交替季节,要防止孩子受凉感冒。

(3)积极与疾病预防部门联系,为孩子注射各种感染性疾病的疫苗。

三、老年人腹泻防治

老年人腹泻的病因比一般人更复杂。这是因为,人到老年后各脏器功能逐渐衰退,机体免疫能力也逐渐降低;胃肠黏膜萎缩,胃酸分泌减少,消化和吸收功能逐渐变差,胃肠动力减弱;牙齿脱落或咀嚼功能较差,消化酶分泌不足等,在同样的致病条件下比年轻人更容易发生腹泻。其次,老年人患脑卒中、糖尿病、动脉硬化,以及各种肿瘤或机体各部位恶性病变的概率增加。这些都容易导致胃肠道动力减弱,给细菌繁殖创造了条件。此外,很多患有慢性疾病的老年人长期服药,特别是抗生素药物,抑制了肠道中有益菌群的生长,使原来就存在于肠内毒力强的细菌大量繁殖,其毒素同样会引起腹泻。

(一)老年人腹泻的常见原因和特点

1. 感染性疾病及药物所致的腹泻　这是与年轻人腹泻同样的最常见原因。不同的是,老年人比年轻人更具易感性。在同样的环境和条件下,老年人比年轻人感染的可能性更大,而且后果更严重。老年人感染性腹泻多见于吃了被细菌或细菌毒素污染的食物,如变质腐败的蛋、肉、鱼,以及剩饭、剩菜,引起细菌性食物中毒。还有很多患有多种慢性疾病的老年人,因长期服用各类药物,也易引起腹泻发生。例如,抗生素、肾上腺皮质激素类药物等,可抑制肠道内有益菌群的生长,使致病菌得以迅速发展,发生菌群失调或二重感染而引起腹泻。有的药物服用后也会直接引起腹泻发生。

2. 消化道肿瘤所致的腹泻　能引起腹泻的肿瘤,以老年人结肠癌、胰头癌、肝癌多见,这类腹泻表现与慢性结肠炎、菌痢很相似,并常伴有不规则发热、贫血、消瘦等全身症状。最值得老年人注意的是,结肠肿瘤引起的腹泻较为多见。主要表现为血便或脓血黏液便;粪便隐血试验呈阳性,并可与便秘交替出现;部分患者腹部可扪及包块。消化道肿瘤所致的腹泻容易被患者本人忽视和医生误诊,所以应及时做一些必要的检查,如粪便常规、血常规、纤维结肠镜、钡剂灌肠等,以利于早诊断、早治疗。

3. 老年人功能性腹泻　这类腹泻又称为肠易激综合

征,主要由于结肠运动、分泌功能失调或炎症后结肠功能失调所致。另外,还有精神因素,如生气、恼怒、紧张是发生腹泻和症状加重的重要原因。它的临床特征主要表现为腹痛、腹泻与便秘交替发生,粪便带有黏液。除此以外,粪便常规检查正常,粪便做细菌培养为阴性,并排除了其他器质性疾病原因。

4. 其他疾病所致的腹泻 糖尿病、甲状腺功能亢进、尿毒症、肺癌等全身疾病可引起老年人腹泻。糖尿病引起的腹泻与其导致的胃肠道自主神经病变有关,腹泻呈顽固性、间歇性,发作时间可为几天至几周;间歇期可为数周至数月,腹泻昼夜均可发生。甲亢所导致的胃肠道症状多以慢性腹泻、乏力、消瘦为主要表现,这是由于甲状腺素使胃肠蠕动加快、排空加速造成的,患者常出现排便次数增多,严重者可排出未经消化的食物,无腹痛,反复使用抗生素及止泻药物无效。老年人患有肺癌之所以引起腹泻,是因为类癌综合征的出现所引起。

引起老年人腹泻的原因还有肠结核、肠道真菌感染等。出现腹泻时,如果原发疾病的表现较为典型则比较容易诊断,如果原发疾病的表现不典型就比较容易误诊。因此,当老年人出现腹痛、呕吐、腹泻时,最好及时到医院就诊,以免延误诊治,酿成严重后果。

(二)老年人腹泻对健康的威胁

1. 腹泻对老年人生命与健康的危害 老年人不明原因的腹泻背后可能隐藏着更大的危险。老年人腹泻尤其是急性腹泻,容易出现低血糖、心脏病和脑血管病等意外并发症。这是因为：①老年人腹泻时大量水分丧失，会使机体处于脱水状态，导致血容量减少，血液黏稠度增加，血流缓慢，容易形成血栓并堵塞血管。②钠、钾、钙、镁等元素可维持血液酸碱平衡、神经传导功能和心跳节律，而腹泻时会造成这些元素的缺乏和流失，可能引起严重的心律失常。这对患有心血管疾病的老年人尤为不利。③腹泻时患者一般食欲下降，摄入食物不足则需要分解体内贮存的肝糖原，以维持血糖稳定。而老年人没有足够的肝糖原贮备转化为糖，当血糖降低时，老年人就容易出现疲软、出汗、心悸、面色苍白及晕厥等一系列低血糖症状。④随着年龄增大，老年人对各个器官所发生疾病的应激反应能力降低，感觉越来越迟钝，由于腹泻的刺激，机体出现包括精神、神经、内分泌和免疫系统等的综合应答状态差，往往对机体产生不利影响，长时期处于刺激较强的应激环境会导致各种疾病的产生或复发。因此，老年人一旦出现腹泻，应及时就医，切莫掉以轻心。

2. 老年人腹泻可能诱发的常见病症

(1)脱水和酸中毒：是急性腹泻的主要致命原因。脱水时尿量减少，严重时甚至无尿，使代谢产生的废物难以排出而在体内蓄积，从而发生中毒症状。其临床表现除呼吸改变外，还可出现疲乏无力及神经系统症状，甚至休克等。老年人脱水和酸中毒发生后，危险性更大。

(2)心脑血管意外：很多老年人患有心脑血管疾病，而腹泻时大量水分丧失，会使机体处于脱水状态，导致血容量减少，血液黏稠度增加，血流缓慢，容易形成血栓并堵塞血管，诱发急性心肌梗死或脑卒中。

（3）病毒性心肌炎：有一些病毒可以引起腹泻，如轮状病毒、流感病毒等。它们都是嗜心肌病毒，不仅会引起腹泻，而且可直接影响心肌细胞的血液供应，导致心肌变性，还会累及心包、心内膜，若侵犯心脏起搏系统则将危及生命，老年人出现病毒性心肌炎可有致命危险。

（4）低血糖：腹泻时食欲下降，摄入食物不足，此时就需要分解体内贮存的肝糖原以维持血糖稳定。而老年人没有足够的肝糖原贮备，容易出现疲乏、出汗、心悸、面色苍白及晕厥等低血糖症状，甚至昏迷，常引起猝死。

（5）营养不良：腹泻时，人体对营养的吸收发生严重障碍，可引起贫血，出现指甲、皮肤及口唇和眼睑等处颜色苍白，以及疲倦乏力、头晕耳鸣、注意力不集中等贫血症状，甚至可出现营养不良性水肿等。

（6）维生素缺乏：严重腹泻可直接影响机体对维生素的吸收，引起维生素缺乏症。有些人腹泻数日后出现皮肤、头发干燥，头发失去正常光泽和滋润，间有散在性脱发，产生早秃等现象，就是缺乏维生素 A 所致；有些人出现舌炎、口角炎、多发性神经炎，是缺乏 B 族维生素的结果。

（7）胃肠病复发：腹泻后人体的消化功能下降，胃肠道抗病能力也会减弱，使胃肠功能的负担加重，导致胃肠病复发。

（三）老年人腹泻的防治方法与措施

根据老年人腹泻的复杂病因、特点，以及对生命与健康的危害程度，应当采取以下防治方法与措施。

第四章　特定人群的腹泻防治

1. 防治老年人腹泻要坚持三个"及时"

(1)要及时维持机体水、电解质平衡：在一般情况下，老年人身体比较虚弱，腹泻较频繁时容易造成失水。再加上老年人腹泻时往往食欲不佳，极易在短期内造成脱水和失钾、失钠，严重危及生命。因此，老年人腹泻时要首先想到并立即实施补水、补钾、补钠、补氯这一当务之急。口服葡萄糖和生理盐水简单易行，自己在家就可以操作。但老年人出现虚脱症状时，应马上到就近医院静脉补液。

(2)要及时进行针对性治疗：老年人发生腹泻后，有的怕花钱，有的怕麻烦，还有的以为无必要，因而不愿意去医院治疗，而是在家中凭经验服药，往往容易服错药；还有的老年人干脆不吃药，硬挺着，结果腹泻越来越严重。这种盲目治疗和不及时治疗，拖延了最佳治疗时机，往往到医院抢救时已成危重患者，临床医生经常遇到这种情况。因此，老年人一旦出现腹泻，不能掉以轻心，如果出现不明原因的排便异常及次数增多，一定要及时到医院就诊，及早进行治疗，以防发生严重并发症。

(3)要及时确保健康饮食防病：老年人节约观念强，总觉得吃不完的东西倒了太可惜，为了不浪费，常常吃隔夜剩菜剩饭，甚至变质食品，其结果往往引起胃肠病，腹泻就成为典型的症状，不仅要花钱治病，而且身体受罪。因此，老年人怕浪费首先要以防病为主，确保自己健康饮食。要听从子女和家人劝告，不要吃对健康不利的食物。

2. 老年人腹泻治疗的注意事项

(1)要特别关注多病老年人的腹泻：如果老年人原来就有慢性疾病缠身或营养不良等状况，发生腹泻后对身体的伤害会比其他人更严重，往往不堪一击。因此，对于这类老年人的腹泻，家人和主治医生都要特别小心，要随时关注有无病情变化。

(2)老年人发生腹泻不要随便用药：老年人往往深居简出，肠道感染的机会相对较少，比较多见的是消化不良、肠功能紊乱和肠道菌群失调导致腹泻，故发生腹泻时不要随便使用抗生素，而应使用消化酶、益生菌和调节胃动力的药物，要注意药物不良反应。尤其是老年人的肝、肾功能易受损害，使用对肝、肾有损害的抗生素，有时会发生意想不到的严重后果。

(3)治疗腹泻时要治疗原有疾病：因为原有疾病可能是腹泻发生的基础，在治疗腹泻时不要疏于对这些基础疾病的治疗。例如，肝硬化患者由于胃肠道淤血，容易因肠道菌群失调而发生腹泻；胆囊切除患者因胆汁贮存功能丧失，出现胆汁性腹泻或脂肪吸收不良性腹泻；糖尿病患者易发生感染性腹泻。如果不加强对这类疾病的治疗，腹泻亦难治愈。

3. 防治老年人腹泻要注意锻炼和饮食调养

(1)要注意保健养生：老年人在身体条件允许的前提下，尽可能多地参加一些适合自己的户外活动；多与人交往，保持良好的精神面貌；多享受应有的老年生活，提高自身幸福感，以增进身心健康，提高机体免疫力，这样才能抵御各种疾病引起的腹泻。

(2)要注意饮食调养：老年人在日常生活中注意饮食调养，有很好的防治腹泻效果。在此提供以下几种调养粥，供读者参考：①白扁豆粥。炒白扁豆60克（或鲜白扁豆120

克),粳米 60 克。同煮为粥,早晚当作点心温热食用。白扁豆既补养又治病,如果再加些山药(40～60 克),同煮成扁豆山药粥,效果会更好。②薏苡仁粥。薏苡仁 40 克,粳米 50 克,蜂蜜适量。加水适量煮粥,每日可分 2 次食用。薏苡仁含有丰富的碳水化合物及蛋白质,可健脾利湿,适用于老年慢性腹泻。③参莲大枣粥。党参、干莲子各 10 克,大枣 10 克,粳米 30 克。党参、莲子碾细末待用;将大枣用水略煮,剥皮、去核,取枣肉切碎。以煮枣水将粳米、枣肉、党参末、莲子末煮成粥,早晚温热服食。④甘麦大枣粥。大枣 50 克,甘草 6 克,白糖 20 克,小麦适量。加水煮粥。可益气养血,适用于中老年人腹泻、腹胀。⑤栗子粥。栗子肉 50 克,粳米 100 克,白糖 20 克。加水适量煮粥,每日 2 次服食。⑥生姜粥。党参 6 克,茯苓 6 克,生姜 5 片,粳米 50 克。前 3 味加水煎汁,取汁加入粳米煮粥食用。适用于中老年因脾胃虚寒所致的腹泻。⑦乌梅粥。乌梅 5 枚,粳米 50 克,冰糖 20 克。加水适量煮粥。适用于中老年人久泻不愈。

四、孕产妇腹泻防治

　　孕妇和产妇在怀孕、分娩和哺乳期间,引起腹泻症状的疾病与一般人差不多,最常见的是病毒性感染、细菌性感染、真菌性感染、寄生虫性感染,还有食物中毒、变态反应性疾病、药物不良反应、内分泌疾病和其他疾病等。

　　但是,孕产妇的生理和心理有其变化特点,如体内激素水平有所改变,胃排空时间会有延长,小肠蠕动亦会减弱,机体营养物质需求量会有增减变化,心境和情感状态有较大波动等。由于这些因素的影响,孕产妇发生感染性腹泻的概率就比在孕前有明显增加;各种引发腹泻症状的原因、危害程度、治疗和预后也与一般人有很大不同。

(一)孕产妇腹泻的发病特点及危害

1. 受病毒感染后孕产妇的病情更严重 据世界卫生组织(WHO)防控流感项目专家报告,虽然 12～25 岁年龄段的人比较容易感染一些流感病毒,但他们的症状并不是最严重的;那些感染病毒并需要入院治疗的患者平均年龄在 27 岁左右,而病情危重,甚至死亡的患者平均年龄在 37 岁左右。孕产妇正处于后者的年龄段,尤其是我国孕产妇一般都在 25～37 岁。中国疾病预防控制中心在 2009 年甲型 H1N1 流感暴发后统计研究发现,我国育龄妇女因其住院的严重病例(入住 ICU 或死亡)高达 51%;在死亡病例中占 20%;在流感暴发期间,孕产妇出现严重疾病的风险是未孕妇女的 3.3 倍,孕中期和孕晚期出现严重疾病的风险进一步增加。

2. 患感染性疾病后孕产妇更易出现并发症 世界各国很多感染性疾病的研究证明,孕产妇患感染性疾病后,对生命与健康的危害不仅比一般人更严重,而且还更易出现各种并发症。

有研究显示,孕妇由于机体免疫系统和生理上都会发生变化,感染病毒后容易出现呼吸系统、心血管系统和其他器官的并发症。孕产妇受到乙肝病毒(HBV)感染,在妊娠、分娩和哺乳时都有不同程度的影响,如早孕反应加重,流产率达 21.93%,早产占 21.39%,产后出血率达 9.89%;与正常对照组相比明显增高。研究结论认为,受乙肝病毒感染的孕产妇,尤其是慢性活动期的患者,在早孕反应、流产、早产、产后大出血等方面都有危害性影响,在治疗上也很棘手,母婴都须冒着各种并发症的风险,甚至危及生命的风险。因此,女性在妊娠前就应积极治愈这类疾病,在妊娠期间还必须积极预防,这样才能保证母婴平安。

3. 孕产妇发生感染性腹泻后会祸及婴儿　孕产妇的身心状况对婴儿的健康和正常发育有显著影响。据近年对发生感染性流行疾病的统计病例分析,孕妇患流感后,流产率可达 10%,早产率、畸胎率也有提高。由于孕妇在妊娠期的心脏负荷较大,感染性疾病发病后症状也较严重;服用药物不慎会对胎儿造成不良影响,易导致婴儿各种出生缺陷。还有研究显示,孕产妇患感染性疾病还可出现死产、新生儿死亡、出生低体重等。尤其是孕早期感染流行性疾病,会使婴儿发生多种先天性疾病的风险显著增加。

众多临床实践经验和研究发现,如果孕妇感染性腹泻症状严重,体温在 39℃左右,时间较长就会引起宫缩,易发生流产,还会因高热导致细胞中的蛋白质变性,从而增加胎儿畸形甚至死胎等风险。在孕妇病情严重的情况下,除了腹泻、高热,还会引起其他疾病,必须使用药物治疗,这些药可能会对胎儿造成出生缺陷。因此,在治疗过程中须根据病情十分谨慎地使用药物。

4. 孕产妇功能性腹泻须关注心理疾病　功能性腹泻又称肠易激综合征,是由于结肠运动、分泌功能失调或炎症后结肠功能失调及精神因素所致。心理与精神因素是孕产妇发生功能性腹泻症状的主要原因。其临床特征主要表现为腹痛,腹泻与便秘交替发生,粪便带有黏液,粪便常规检查正常,粪便做细菌培养为阴性,并无其他器质性疾病原因。

女性在经历怀孕、分娩、产后恢复等过程中,心理上会发生很多变化。例如,一些剖宫产后的妇女因剖宫产出血量较多、术后下腹部疼痛、担心麻醉及新生儿状况等因素的影响,从而导致产妇的心情不佳和情绪波动而发生功能性腹泻。再如,高龄孕产妇妊娠不易,自然分娩更难,对胎儿的重视程度高,再加上血浆皮质醇和催乳素水平与年龄有明显相关性等,所以高龄孕产妇是容易发生产后心绪不良的高危人群,往往易发生腹泻症状。产妇在产褥期既需要恢复身体,又要适应母亲角色的转变,还要准备面对许多现实问题,如生男生女给家人所带来的态度和情绪,以后的工作与生活等问题,产妇都要考虑和面对。如此等等,对孕产妇心理上都是人生中的一大挑战,种种心理压力极易导致不良情绪的产生,进而导致功能性腹泻。

功能性腹泻会对母婴的生理、心理健康造成伤害,可出现婴儿流产、早产,易导致孕产妇抑郁或其他心理与精神疾病。据研究,产后情绪不良的妇女患产后抑郁症的危险性约增加85倍。

(二)孕产妇腹泻的治疗

1. 孕产妇腹泻要谨慎用药　孕产妇服用药物后会对婴儿造成不同程度的不良影响。治疗腹泻的药物,如各种抗生素和止泻药不宜擅自服用,应在医生指导下使用。孕妇如果患了病毒性感冒,一般症状较轻,出现流清涕、打喷嚏和轻型腹泻,这对胎儿影响不大,最好不要用药治疗,要注意休息,尽量多喝白开水;注意保暖,保持室内空气新鲜;感冒后若伴有发热,可采用物理方法降温,如在额头、颈部冰敷或用酒精擦拭肢体等办法退热。只要注意适当调养和休息,1 周后就会自愈。

2. 孕产妇腹泻的针对性治疗

(1)一般应对办法:孕妇反复、频繁的腹泻会导致胃肠蠕动频繁,时间长了会引发子宫收缩,可能导致流产或早产的发生。如果腹泻出现反复,超过 24 小时就具有很大风险,应尽快到医院就诊治疗。

孕妇一旦发生频繁腹泻,要密切观察胎儿情况是否良好,有无早产或流产的征兆;同时,应及时到医院进行粪便常规检查,排除病原体感染的可能。

(2)单纯性腹泻或功能性腹泻的治疗:①注意调整饮食,避免油腻及不易消化的食物,主张吃清淡饮食。②积极补充因腹泻丢失的水分和电解质。③可服用微生态制剂如益生菌,调整肠道菌群,减少排便次数。④可使用一些肠道黏膜保护药,如蒙脱石散。⑤关注孕产妇的情绪或心理变化,对有不良情绪的孕产妇应给予心理抚慰和关爱,有助于治疗心理因素导致的功能性腹泻。

(3)感染性腹泻的治疗:孕产妇腹泻如果伴有里急后重感或脓血便,做粪便常规检查有红细胞、白细胞,这显示有肠道感染风险,就应考虑使用抗生素等药物。使用何种药物,一方面要关注药物不良反应和潜在的致畸可能;另一方面还应考虑对生命与健康的影响。因此,孕产妇腹泻的治疗用药需要专科医生进行评估和指导。

治疗药物的选择,首先考虑较缓和的止泻药,如高岭土、果胶等。这些药物可吸收水分,减少肠蠕动。此外,蒙脱石散、药用炭等药物不但具有上述特性,还可吸附一些致病菌,且不被机体吸收,因而安全有效。不要用阿片类药物止泻,因这类药物可能造成细菌过度生长与重复感染,反而会加重腹泻。其次,患者可服用一些微生态制剂,如丽珠肠乐、整肠生等,以调整肠道菌群。必要时服用抗生素。孕妇使用抗生素应当特别小心,红霉素、氨苄西林对母婴一般比较安全;小檗碱(黄连素)是孕妇的安全用药,但剂量不要过大;一些抗生素与抗原虫药物除有不良反应外,还有潜在的致畸可能,如常用的甲硝唑对实验动物有致畸作用,故在妊娠期,特别是怀孕前3个月禁用;其他抗生素,如磺胺类、四环素类、喹诺酮类等,对母亲和(或)胎儿均有不良影响,亦应禁用。

(三)孕产妇腹泻的预防

1. 科学合理的饮食调养 孕产妇的饮食调养是防治腹泻,更是保证母婴身体需要与健康的关键。

(1)孕早期饮食调养:孕妇在孕早期要经历一系列身体生理调整过程,由于子宫内膜变化、胎盘激素的作用,胃肠平滑肌张力降低、活动减弱,导致食物在胃内停留时间延长,常有恶心呕吐、腹泻、食欲降低等现象而影响合理营养。因此,孕妇要少食多餐,并应摄入易消化、清淡食物,避免过油腻和刺激性大的食品;饮食中需保证足够的优质蛋白质、多种微量元素和维生素。

(2)孕中期至产前饮食调养:早孕反应过后的孕中期和分娩前,胎儿生长发育不断加快,食物品种应注意多样,以满足各种营养素的平衡供给。每日应摄入 400～450 克谷类食物,除大米、面粉外,可适当搭配小米、玉米、燕麦片等各种杂粮,因 B 族维生素和某些氨基酸在杂粮中的含量往往高于大米、面粉;每日应摄入家禽、肉、蛋、鱼类 50～100 克,各种豆类制品 100～150 克,这些是孕妇必需的蛋白质来源,可按身体状况适当增减;每周可食 1～2 餐动物内脏、海带、紫菜等能补充维生素和某些微量元素的食品;绿叶蔬菜含有各类丰富的维生素,每天应进食 500 克以上;柑橘、苹果等水果应坚持食用,但不要代替蔬菜;每日饮用 200 克左右的酸奶对促进消化、补充优质蛋白质与钙、提高免疫力等很有必要;核桃、花生、葵花子等坚果类食品可常吃,对胎儿大脑发育很有利。

孕妇的饮食营养要多样化、合理化,如果摄入太单一则会造成某些营养素的严重缺乏,可导致胎儿发育不良甚至畸形;要注意调整饮食结构,必要时补充叶酸等营养素制剂。

(3)哺乳期的饮食调养:女性哺乳期,不仅自身恢复健康需要大量营养,而且婴儿生长发育也需要各种丰富的营养,婴儿的这些营养要通过乳汁供给。因此,产妇的饮食要丰富多样,在饮食结构上与妊娠期无多大差异,但饮食量增加较大。哺乳母亲要特别注意自己的饮食健康,改变个人以往的偏食等不良饮食习惯,不要食用不洁和生冷的食品,不要吃过夜变质和腐败食品,不要饱一餐饥一餐,应根据需要定时定量饮食。

2. 预防感染性疾病　妊娠期妇女受到某些病原体(包括病毒、细菌、寄生虫等)感染时,这些病原体能通过胎盘绒毛屏障或宫颈上行感染胎儿,影响胎儿的正常发育。这些病原体包括流感病毒、弓形虫、风疹病毒、巨细胞病毒、单纯疱疹病毒,还有水痘-带状疱疹病毒、肝炎病毒和梅毒螺旋体等。尤其风疹病毒感染症状一般较轻,容易被忽视,如通过胎盘感染会造成胎儿严重畸形。猫、狗等宠物对胎儿致畸的严重程度令人担忧,宠物所携带的细菌、病毒和微生物是传播疾病的主要感染源。因此,孕产妇家庭应禁养宠物。此外,还应避免接触可引起腹泻的有毒有害物质。

五、差旅人员腹泻防治

差旅人员腹泻也叫旅行者腹泻,是指出差和旅游等流动人员因遭受病原体感染而在旅行生活期间或结束后不久发生的以腹泻为主要症状的胃肠道疾病。其发生率可达差旅人员总数的 $50\% \sim 60\%$,甚至更高。

差旅人员包括因工作出差者和旅游观光或探亲访友者,他们均需离开定居生活的家庭环境,到异地或异国他乡过一段时间的流动旅行生活。

我国自改革开放以来,随着经济的发展和人民生活水平的提高,差旅人员数量不断增加。近几年来,由于国家整体实力不断提高、国际外交更加活跃、对外贸易与援助持续增长,以及老百姓消费水准的大幅度提升,促使差旅人员越来越多。尤其是随着我国旅游业的不断拓展,旅游人数以每年 50% 以上的速度迅猛增长。在这种形势下,差旅人员腹泻的防治问题也越来越突出,已成为经常出差和旅游者最关心的医疗保健焦点与热门话题。

（一）差旅人员腹泻的主要原因及发病特点

1. 差旅人员的生活特点易导致腹泻 出差和旅游观光的人员活动范围广，流动性大，居无定所，生活无规律。以下生活特点均容易导致腹泻发生。

（1）差旅人员需要乘坐各种不同的交通工具，长时间奔波难免疲惫不堪，使机体免疫功能下降；因条件限制，经常吃快餐、盒饭等食物，旅行中的个人清洁卫生也很难保证，这为细菌、病毒等病原体入侵胃肠道造成腹泻创造了条件。

（2）差旅人员经常来往于各地，每到异地，环境气候变化，风土人情各异，生活饮食也不一样，机体要适应这些变化很不容易，容易造成胃肠功能紊乱和感染性腹泻。

（3）差旅人员往往要购买和品尝当地土特产、水果、食品，在各种小吃摊点就餐，增加了食源性腹泻或食物中毒的风险。

（4）有些人出差时，因与当地同行、朋友或客户聚餐中饮酒、喝凉饮料，大量食用高脂肪、高蛋白食物，往往给肠胃增加许多额外负担，给腹泻以可乘之机。

（5）还有部分差旅人员因为赶时间，常常饥一顿饱一餐，或精神紧张，使胃肠功能受损，会因胃肠动力不足而易出现腹泻。

2. 病原体 差旅人员腹泻的病原体大多是细菌、病毒、寄生虫、真菌等，偶见原虫和蠕虫感染。近年来，随着微生物学鉴定技术和分子生物学的发展及应用，临床上又发现不少新的肠道病原体，但仍有 20%～35% 的腹泻患者未能检出病因，被称为"非特异性急性胃肠炎"。从病原学讲，差旅人员腹泻的病因主要取决于当地流行的致病菌谱、流行菌(毒)株和当地人群的免疫状况。在世界范围内,产毒性大肠埃希菌(ETEC)被认为是最常见的病原菌,占40%～70%,其检出率以非洲和中美洲为最高。肠聚集性大肠埃希菌(EAEC)是仅次于产毒性大肠埃希菌的差旅人员腹泻病原体。志贺菌属在世界范围内也相当常见,空肠弯曲菌则多见于前往亚洲的旅行者腹泻。虽然霍乱在印度次大陆和拉丁美洲是一种重要的腹泻性疾病,但它很少侵扰旅行者。在东南亚的沿海地区,副溶血性弧菌比较多见。旅行者偶可因病毒、原虫和蠕虫的侵袭而发生腹泻,但三者加起来只占旅行者腹泻病因的10%～15%。

差旅人员腹泻的病原体可分为非侵袭性和侵袭性两类。

(1)非侵袭性病原体:霍乱弧菌、产毒性大肠埃希菌、肠聚集性大肠埃希菌、病毒及引起食物中毒的大多数细菌多属于非侵袭性病原体。由于病原体为非侵袭性,多无组织学变化,其感染主要在小肠,全身中毒症状不明显,无发热或明显腹痛;腹泻为水样便、量多,不伴有里急后重,易导致失水与酸中毒;粪便内无炎性细胞,病程一般较短。

(2)侵袭性病原体:侵袭性病原体所致腹泻者肠道病变明显,可排出炎性渗出物,主要累及结肠。其临床特征是全身毒血症状较明显,有发热、腹痛和里急后重,腹泻多为黏液血便或血性水便,便次多而量少,容易导致四肢无力。粪便镜检时有大量脓细胞和红细胞,乙状结肠镜检查可见弥漫性充血性炎症及浅表溃疡等。志贺菌、沙门菌、产毒性大肠埃希菌、产气荚膜杆菌、耶尔森菌、空肠弯曲菌和某些特殊的病毒引起的腹泻等均属此类型。同一种病原体引起的腹泻可有多种发病机制参与,故其临床表现可重叠出现或先后出现。

3. 差旅人员腹泻的发病特点　据调查数据和研究报告,差旅人员腹泻常发生在逗留外地的早期时段;在热带地区大约 62％发生在 1 周内,并以第三天发病率最高。差旅人员腹泻多为自限性,及时经各种治疗处理后,腹泻期通常短暂。在热带发生腹泻者中约 55％、北美发生腹泻者中约 65％可在 48 小时内停止腹泻;而在亚热带波动于 42％～61％。所有热带旅行者腹泻期平均为 3.6～3.7 天,中间值为 2.3 天;排稀便期平均为 2.9～3.2 天,中间值为 2 天;不同地区间无显著差异。而在北美,旅行腹泻期平均为 2.9～3.4 天,中间值为 1.8 天。

研究报告显示,在临床上,如以腹泻次数作为衡量腹泻严重程度的指标,旅行者腹泻通常较轻。75％以上的热带旅行腹泻患者,每天腹泻不超过 5 次;其年龄无差别;女性略多于男性。水样便与不成形便仅提示后者往往出现在轻症患者中。在妇女中和发病较高区域的患者,腹绞痛症状发生率较高。探险性旅行者发生腹泻时伴有较多的发热症状。旅行者在各地腹泻的发病情况和伴随症状均与其特异的病原体有关。10％～15％的病例可见血样泻。发热和腹痛常伴有痢疾,便溏、量少,并有黏液和血,这是主要侵袭结肠和远端回肠的微生物引起腹泻的典型表现。

(二)差旅人员腹泻的治疗

出差和旅游行程中一旦发生腹泻,无论在什么条件下都要及时采取相应的治疗措施,以免延误治疗时机导致严重后果发生。

1. 对症状较轻腹泻患者的治疗

（1）补充电解质液：如果腹泻症状较轻者，每天排便5～8次，则要口服糖盐水电解质液，及时补充因腹泻丢失的水分和电解质，以满足机体对水和电解质的需要，大多数患者不会迅速脱水。同时注意休息，不要劳累。口服电解质液可按照以下配方制作：1 000毫升水加1汤匙食盐、1汤匙苏打及4汤匙糖；1 000毫升水加1汤匙食盐及8汤匙糖。这两种配方，均可加少量苹果汁、橙汁或蜂蜜等调味。如果有条件，可口服电解质液制剂。

（2）饮食调理：旅行者发生腹泻时，应禁食8～12小时；若是婴幼儿，仍应尽量以清淡易消化的食物喂食，并补充电解质液，不要喝牛奶，待症状改善后，可慢慢恢复正常饮食。若有胃肠痉挛疼痛，可热敷腹部以缓解痉挛。

旅行者腹泻一般都是自限性疾病所致的腹泻，大多数症状较轻的患者如果无其他疾病，体质好，免疫力健全，通过以上方法处置就可自愈，不需化学药物治疗和其他特殊处理。

2. 对症状较重患者的治疗

（1）到医院诊断治疗：腹泻症状比较严重，排便次数频繁或每天10次以上，或伴有腹部剧烈疼痛、发热等症状，千万不要拖延，须及时到医院感染科或消化内科诊治。

对于中型或重型腹泻者，需要经医生检查确诊，根据腹泻症状和类型，进行对症治疗和病因治疗。如果患者免疫功能健全，一般不需化学药物治疗，给予支持和对症治疗即可。

总的治疗方法是,分泌性腹泻要以补液疗法为主,病因治疗为辅;侵袭性腹泻除补液外,尚需积极给予病因治疗。对于细菌性腹泻,现多选用氟喹诺酮类抗生素。真菌感染性腹泻,在支持治疗和对症治疗的同时,应积极进行抗真菌治疗。对小儿与衰弱者应注意纠正脱水。

(2)微生态疗法:微生态疗法有助于恢复肠道正常菌群的生态平衡,抑制病原菌定植和侵袭,有利于控制腹泻。此疗法是给患者服用双歧杆菌、嗜乳酸杆菌、粪链球菌制剂等。

(3)肠黏膜保护性治疗:肠黏膜保护药能吸附病原体和毒素,维持肠细胞的吸收和分泌功能,与肠道黏液糖蛋白相互作用可增强其屏障功能,阻止病原微生物的攻击。一般给患者服用蒙脱石散(思密达)。止泻药物有肠蠕动抑制药,阿片类药物(如洛哌丁胺)有其严格的适应证和禁忌证,它可作用于肠壁的阿片受体,阻止乙酰胆碱和前列腺素的释放,从而抑制肠蠕动,通过增进 Na^+-Cl^- 协同转运的间接作用或抑制由钙依赖性促分泌素诱导的分泌的直接作用,减少水和电解质的丢失。要在医生指导下用药。此外还有收敛药(如铋剂、药用炭)和抗肠液分泌药等。

3. 旅途中腹泻治疗的自我用药　到腹泻高危地区的差旅人员发病后需要进行自我药物治疗的药品,应根据旅行的地区、季节和旅行者的年龄来决定。

(1)如果在肠致病微生物对甲氧苄啶(TMP)耐药不常见的地区旅行,作为首选的药品,应是磺胺甲噁唑/甲氧苄啶片;如果在肠致病微生物对甲氧苄啶耐药很常见的地区(如南美洲和南亚等地)旅行,则需带上喹诺酮类抗菌药物,只要是喹诺酮类药物之一即可。

（2）如果旅行者期望得到最满意的自我治疗，那么在便携式药品包中还应带上洛哌丁胺（氯苯哌酰胺）、次水杨酸铋和体温计等。

（3）在特殊情况下使用的另外两种药物是呋喃唑酮和甲硝唑（灭滴灵）。呋喃唑酮对许多肠致病菌（如志贺菌、沙门菌、产毒性大肠埃希菌、甲氧苄啶耐药的细菌等）和蓝氏贾第鞭毛虫均有抑制作用；不能服用片剂的婴儿还可用混悬液代替。

（4）很多中成药（如藿香正气丸或散、莲花清瘟胶囊等）对腹泻有很好的治疗效果。在旅游或出差前，可到药店根据个人需要咨询药师，酌情选购合适的防治腹泻的中成药。

以上药品的服法、用量，一般按药品使用说明书执行即可。

（三）差旅人员腹泻的预防

根据出差和旅游观光人员的生活特点及腹泻的病因与临床表现，其预防主要应注意以下几个方面。

1. 无论在任何条件下，都要把好饮食卫生关

（1）差旅生活中，无论在任何情况下都不能忽视饮食卫生，尽量做到便后和饭前洗手，如受条件所限，可用消毒湿巾清洁双手。

（2）饮食要注意是否有过期变质和污染食品，尽量不吃三无（无包装、无商标、无出厂日期）食品；快餐应吃现做的；盒饭应注意是否新鲜且温度最好在 60℃ 以上，有变质异味的不要吃。

（3）每天饮食应做到按时、定量，不暴饮暴食，少食或避免油腻、辛辣刺激食物;尽量少吃鱼、虾等易引起过敏的食物和野生菇等,应选择确认无毒、无害的食品。

(4)尽量做到不食用生冷食物,不要进食如生鱼片等未加工熟的食物;不要大量饮酒、冰冻饮品等,避免胃肠功能紊乱。

2. 做好出发前准备,重视旅行生活细节

(1)出发前要把旅行生活中各方面的准备工作考虑得周全一些,如换洗衣服、洗漱用品、饮水茶具、餐巾纸、毛巾、日晒及雨淋防护用具、旅行易患病服用药物等。

(2)每到一地都要根据当地气候变化随时更换衣服,避免受凉,防御太阳暴晒和风雨,以维护体质最佳状态。

(3)对旅途生活中所需用品最好做到专人专用,不要随便使用别人提供的,以避免不明原因的病原体感染所致腹泻的可能性。

3. 注意防止过度疲劳 出发前,应以轻松、快乐、健康的原则为前提,认真安排好旅行日程;提前预订交通工具、旅店;途中感到疲倦、饥饿就安排就餐和休息。如遇到特殊情况,日程有所变更,宁可推迟时间,也要保证不能有赶时间和紧张慌乱的情况发生。

第五章　四季调养防治腹泻

调养是我国传统医学调治、保养身心健康的基本理论和方法。中医学认为，凡病皆源于人体阴阳失衡，故而坚持以治本为主。治本就要通过辨证调养，扶正祛邪，使人体阴阳平衡，从而增强体质，发挥自身潜能，防治百病。古今积累的经验和现实生活中的实例证明，有些人认为不能治愈的慢性病甚至癌症，按照中医学理论，通过身心调养使阴阳得到平衡，可让这些疾病自行消除或缓解。

现代医学研究表明，许多疾病不是由生物因素引起的，而是由不良生活方式或习惯、心理或情感、生活环境等因素引起的。这种新的医学观念被称为"生物-心理-社会医学模式"。腹泻作为疾病的一种症状，在春夏秋冬四季中有不同的发生原因和特点，要从根本上防治腹泻，就必须根据其对健康的危害因素进行调养。这种调养实际上就是对人的健康危险因素进行管理，即"健康管理"。"健康管理"是20世纪50年代末最先在美国提出并实施的。我国在1989年开始起步，经过20多年来参与健康管理者的实践，已取得了显而易见的效果。

人体气血运行和五脏六腑的生理功能活动及病理变化，常会受到大自然四季气候变化的影响。人类是大自然的产物,与自然界密不可分。中医学典籍《黄帝内经》指出,"春天养生,夏天养长,秋天养收,冬天养藏",并在《素问·四气调神大论》中强调,"夫四时阴阳者,万物之根本也。所以圣人春夏养阳,秋冬养阴,以从其根,故与万物沉浮于生长之门"。这说的就是身心调养与自然变化的密切关系。只有顺应自然物候的更替和变化,才能真正做到合理调养,防治百病。腹泻作为"百病"中的一个症状,通过在平日坚持进行生活起居、心情、饮食、运动等方方面面的春夏秋冬四季调养,不仅能预防,而且能治愈。

一、防治腹泻的春季调养

"人与天地相应",春季人体的阳气也顺应自然向上向外疏发,气血活动渐强,新陈代谢渐旺,肝气开始亢盛。随着气候变暖和户外活动的增多,人们的精神活动亦开始活跃起来。这些生理上的变化都给春季调养身心提出了顺应自然变化的新要求。腹泻患者的春季调养亦是如此。

(一)春季腹泻发生的原因

1. 春季主生发,邪气滋生易致腹泻　春季天气渐暖,细菌、病毒等微生物滋生繁殖活跃;加上冬春之交乍暖还寒,气候多变,一旦人体抵抗力减弱,对环境的适应力失调,往往容易诱发感染性疾病而导致腹泻。对此,中医学认为在万物生发的春季,风寒暑湿等六淫之邪重新活跃,开始作乱,会使人内伤水谷、七情不遂等,影响脾胃的运化、吸收、升降等功能,清气不升反下陷可致泄泻。对其预防,最根本的办法就是平时适当锻炼身体,调养身心,正所谓"正气内存,邪不可干"。

2. 春季气温变化快,寒气侵袭易致腹泻 数九寒天未完,春寒料峭之际,南方气候开始暖和,而北方还在寒冷中,南北温差很大,气温升降变化急剧,气候无常。北方的冷空气和南方的暖流交汇冲突,如发生了气旋,天气便转为阴雨;气旋过后,天又转晴。民间俗称"春天孩儿脸",就是形容春季像小孩一样哭笑变化多端。如果身体对气候不适应,保暖不及时,或胃肠功能低下等,就会因感染和非感染性肠胃疾病出现腹泻。

3. 春季气候潮湿,湿困脾胃易致腹泻 生理状态下,胃主降,脾主升,脾胃健旺,则消化吸收功能正常。春季在气候潮湿的日子里,脾胃易被湿气困阻,导致消化系统功能失常,则较易发生泄泻。

4. 春季饮食果蔬多,伤害胃肠易致腹泻 春季枇杷、草莓、香瓜等水果中,有些含有蛋白酶和草酸、单宁等物质,多食会伤害口腔及消化道黏膜,从而促进腹泻发生。特别是脾胃虚弱者,对这类果品食用过多更易造成腹泻。但是,这种腹泻的发生因人而异,每个人究竟哪种水果不能多吃、哪种水果会引起过敏和不耐受、最适宜的食用量是多少,都需要自己在食用时留心注意,摸索体验寻找答案。

春季吃野菜正当时,略带苦涩口感的野菜味道非常独特,但带苦味的菜多有清实火的功效,女性多属于虚凉和虚火体质,多吃易腹泻。如果在烹饪方法上稍加注意,则能降解野菜的寒凉之气。例如,可以在烹饪时加入茴香、生姜、胡椒粉这类温辛调料,既能保留药用效果,也能去其苦寒之气。

(二)春季养生要点

已有调查与研究证实,春季重视身心调养,经常参加活动锻炼,注意劳逸结合,适应气候的冷暖变化和加强营养,不仅会增强抗病能力、减少发生疾病的概率,还会使思维更敏捷、办事效率更高,不易产生疲劳,能为全年的健康生活打下坚实基础。

1. 加强运动锻炼,调整身心懒散感　冬去春来,万物复苏。在旧岁向新年转换时期,人往往会出现春困等一系列生理反应现象。这是因为,跨过严冬,从春寒料峭至春暖花开,人体功能越来越活跃,皮肤舒展,末梢血液供应增多,汗腺分泌也增多,身体各器官负荷加大,而中枢神经系统却发挥一种镇静、催眠作用,肢体感觉困倦,身心不由自主懒散起来,这就要注意自我调节。

首先要调整好自己的情绪。心情不好易肝火上扰,影响脾胃功能,易患消化道疾病。其次,要安排好作息时间,注意劳逸结合,加强运动锻炼或体力劳作,最好午睡15～30分钟,消除困倦,但要克服贪睡、懒得活动的嗜好,要打起精神,努力适应春季气候变化,早睡早起,平时多到空气清新的户外,根据个体健康状况,选择适当的运动和休闲项目,如散步、慢跑、练拳、打球、跳舞、做体操、放风筝等。树林里、江河湖边的空气中富含负氧离子,有消除疲劳、调节神经、降压、镇静等功效。在室外的这些地方活动锻炼,能改善呼吸、血液循环和新陈代谢状况。节假日到郊外踏青,亲近自然,积极适应季节和大自然的变化,可让机体吐故纳新,让筋骨得到舒展,让内心增添快乐,促使自己形成春季里朝气蓬勃的精神状态,进一步提高身心健康水平和抵御感染性疾病的能力,从根本上为防治腹泻打下良好基础。

2. 适应温差变化,根据需要适当"春捂"　春季的突出特点是时寒时暖,早晚温差变化大。寒潮一来,有时就像又回到严冬;暖流一到,有时好似已至炎夏。在这种气候急剧变化中,由于人体皮表疏松,抵抗能力减弱,在一般情况下应坚持"春捂",以免受到风寒侵袭导致各种易发、多发疾病来犯。早晚要注意保暖,尤其是老弱病多、体质虚弱者,不能随便过早地脱去厚衣服。即便是强健的年轻人也应根据气候变化和工作、劳动强度,随时增减衣服,以适应忽冷忽热的气候特点。

需要提醒的是,"春捂"要捂得恰到好处,如果衣物穿得过多,捂得过厚、过紧会限制活动,不利于机体对气候变化的适应。"春捂"应做到随时增减衣物,以助体内阳气生发,抗御外邪侵袭。这对孕产妇、婴幼儿、老年人和身患疾病、体质虚弱的人更重要。特别是患有支气管哮喘、高血压、心脑血管疾病的人,更应注意随时加强防寒保暖措施,以防温差大的刺激而突发疾病。

3. 加强体内营养,饮食搭配要适宜　春季人的机体新陈代谢开始旺盛,纳食量增加。但是,春天冷热交替,变化无常,严重影响人体健康;风多雨少,气候干燥,人体水分易流失。如果饮食不当,营养失去平衡,上火损伤肝脏、脾胃,多易造成风寒感冒、头痛发热、肠胃不适,从而导致腹泻,或腹泻与便秘症状交替发生。

在每天的饮食中,要求主食高热能,保证充足的优质蛋白质和维生素。人体所需的热能主要在五谷杂粮中获得，优质蛋白质主要在奶类、禽蛋类、肉类中获得，维生素主要在各种蔬菜、水果中获得。有研究表明，饮食过量、缺少 B 族维生素是引起人春困懒散的原因之一。还有研究认为，入春后，人的肝脏就像春天的树木那样生发。春天的肝脏营养需求量急剧增加，如果营养跟不上会导致肝虚，人一旦肝虚就不能耐受疲劳。因此，春季营养调配要讲究食物选择和饮食的适量纳入，才能有效地保护肝脏和胃肠，预防腹泻发生。

春季增加机体的营养，总的原则是要着重选用甘平、微温食品，避免吃油腻生冷的食物和过多的酸性食品，多食易消化的高蛋白及富含维生素和微量元素的食品，多食富含碳水化合物的食品，避免春燥上火损伤肝脏和脾胃。每天主食以谷类、豆类、薯类等杂粮为主，加上乳制品和时令果蔬，这比油腻和烧、烤、煎、炸的肉类食品容易消化吸收，而且会保证提供身体所需能量。

顺应气候变化是饮食养生的基本法则。春季的气候变化一般分为早春、中春、晚春三个时段。饮食调养应当要遵循这三个时段气候变化的特点。

早春时节气候仍比较寒冷，人体内消耗的热能亦较多，所以宜进食偏于温热的食物，主食选择热能较高的，除米面杂粮之外，可增加一些豆类、花生、乳制品等。例如，一般成人早餐包括牛奶 250 毫升，主食 100 克，小菜适量；午餐包括主食 150 克，瘦肉（或豆制品）50 克，青菜 200 克，蛋汤或肉汤适量；晚餐包括主食 100 克，蛋、鱼、肉类（或豆制品）50克，青菜 200 克，豆粥 1 碗。

中春是天气变化较大的阶段,气温忽高忽低,温差变化大。气温较低时,每日饭菜可参照早春时段的饮食要求;在气温较高时,可增加青菜的量,减少肉类的食用。

晚春为春夏交换阶段,气温偏高,饮食宜清淡,注意补充足量维生素,如饮食中应适当增加青菜。例如,一般成人早餐包括豆浆 250 毫升,主食 100 克,小菜适量;午餐包括主食 150 克,鱼、蛋、肉类(或豆制品)50 克,青菜 250 克,菜汤适量;晚餐包括主食 100 克,青菜 200 克,米粥 1 碗。每日除三餐之外,还要多吃一些水果,因水果中所含的维生素和矿物质对增强体质有益。

(三)春季防治腹泻的饮食调养

中医学认为,肝在五行中属木,在五气中属风。《素问·阴阳应象大论》指出:"在天为风,在地为木,在体为筋,在脏为肝。"《临证指南医案·木乘土》指出:"肝为风木之脏,又为将军之官。"按照中医学"四季侧重"的养生原则,春季补五脏应以养肝为先。根据"顺应天时养生"的观点,春季应重点保养肝脏。很多人一到春季就会出现嘴角溃疡、口舌生疮、咽喉发炎、眼睛干涩等情况,就是肝火过旺引起的。肝火过旺易伤及脾胃,导致脾胃虚弱、消化系统功能紊乱,这是春季发生腹泻或便秘的主要原因之一。

1. 春季饮食宜选食材 奶类是全营养食品,春天多喝奶能满足人体生长、消耗和促进健康等多方面营养需求,对肝脏十分有益,是各类人群春季养生的首选佳品。奶类中,益生菌酸奶更好。

但是,对绝大多数人而言,奶类只能作为日常饮食的一小部分,而最多的还是饭菜。春季营养肝脏的食物包括:谷类,如糯米、黑米、高粱、黍米;豆类,如黄豆、绿豆等;果类,如大枣、桂圆、核桃、栗子;鱼、肉类,如青鱼、甲鱼、鸡肉、兔肉、牛肉、羊肉、猪瘦肉等。

2. 乍暖还寒选食温补品 春季尤其是初春,虽然天气渐暖,但仍有冬季的余寒,所以要多吃些温补阳气的春季时令食品,如韭菜、大蒜、洋葱、芥菜、香菜、生姜、葱等。这类新鲜时令蔬菜,既可以疏散风寒,又能够抑制病菌。初春还可选食能益肝祛寒的谷物类食品,如黑米粥。黑米性平、味甘,含 15 种氨基酸及多种维生素,能益肝补脾,养胃滋肾,为春季进补佳品。此粥最适于肝肾虚损、妇女产后体虚等。

3. 春季养肝佳品

(1)以血补肝选食动物血:肝主藏血,以血补血是中医常用方法,而鸭血最适于春季养肝。鸭血性平,营养丰富。取鸭血 100 克,鲫鱼 100 克,大米 100 克,同煮粥服食,可养肝血,辅治贫血,也是肝癌患者选食的佳肴之一。

(2)疏肝养血选食菠菜:菠菜富含多种维生素和微量元素,营养价值可与奶类相比。研究发现,菠菜中至少有 13 种不同的类黄酮素成分,同时具有抗氧化和抗癌的功效。菠菜为春天的时令蔬菜,具有滋阴祛燥、疏肝养血等作用,适用于肝气不舒并发的胃肠病。

(3)疏肝清热选食豆芽:豆芽有清热功效,利于肝气疏通,健脾胃。人们常称的豆芽,一般是指黄豆芽和绿豆芽。目前市场上又增加了黑豆芽、豌豆芽、蚕豆芽等新品种。虽然各种豆芽均性寒、味甘,但功效不同。绿豆芽容易消化,具有清热解毒、利尿除湿的作用,适合湿热瘀滞、口内干渴、小便赤热、大便秘结、目赤肿痛的人群食用。黄豆芽健脾养肝，春季适量吃黄豆芽有助于预防嘴角溃疡。黑豆芽养肾，含有丰富的钙、磷、铁、钾等矿物质及多种维生素，其含量比绿豆芽还高。豌豆芽护肝，富含维生素 A、钙和磷等营养成分。蚕豆芽健脾，有补铁、钙、锌等功效。豆芽最好的吃法是氽汤，熟后放食盐、香油及作料即可，尽量保持其清淡口味。豆芽最好随买随吃，不宜久放。

（4）养肝护胃选食胡萝卜：胡萝卜含有丰富的胡萝卜素、维生素 A、维生素 C 和 B 族维生素等营养成分，最宜在初春较冷时吃。维生素 A 是骨骼正常生长发育的必需物质，有助于细胞增殖与生长，是机体生长的要素，对促进婴幼儿的生长发育具有重要意义。胡萝卜素可转变成维生素 A，有助于增强机体的免疫功能。胡萝卜所含的槲皮素、山奈酚能增加冠状动脉血流量，降低血脂，促进肾上腺素的合成，还有降压、强心作用，是高血压、冠心病患者的食疗佳品。胡萝卜味甘、性平，归肺、脾经，具有健脾消食、润肠通便、杀虫、行气化滞、明目等功效。胡萝卜熟食和生吃均可，但生食时维生素 A 不易被吸收。如果把胡萝卜搅碎取汁，与蜂蜜、香油（还可根据个人口味选择其他配料）一同倒入沸水锅内煮沸，制作成胡萝卜汁，食用后有促进肝脏排毒、脂肪排泄和胆汁分泌的作用。

（5）排毒养肝选食蜂蜜：据研究，蜂蜜含有约 35％的葡萄糖、40％的果糖，都可以不经消化过程直接被人体吸收利用。蜂蜜含有一定数量的维生素 B_1、维生素 B_2、维生素 B_6、铁、钙、铜、锰、磷、钾等。蜂蜜含有淀粉酶、脂肪酶等，是含酶最多的食品。酶是帮助人体消化、吸收和一系列物质代谢的促进剂。蜂蜜不仅是滋补、益寿延年食品,还是治病良药。明代医药学家李时珍指出:"蜂蜜入药之功有五:清热也;补中也;润燥也;解毒也;止痛也。生则性凉,故能清热。熟则性温,故能补中。甘而和平,故能解毒。柔而濡泽,故能润燥。缓可以去急,故能止心腹肌肉创伤之痛,和可以致中,故能调和百药,而与甘草同功。"蜂蜜食用方法很多,可以根据个人喜好采取各种食用方法。

(6)以肝补肝选食鸡肝:鸡肝味甘、性温,补血养肝,为食补养肝佳品,较其他动物肝脏补肝的作用更强,还有温胃作用。例如,取新鲜鸡肝 3 个,大米 100 克,同煮为粥服食。适用于中老年人肝血不足,饮食不佳,眼睛干涩或流泪。中老年人肢体麻木,宜用鸡肝 5 个,天麻 20 克,两味同蒸服,每日 1 次,服用 15 日可见效。

(7)温补阳气选食大枣黍米粥:大枣和黍米煮粥食用能温补阳气,有补气血、益肝、健脾、和胃功效。适用于脾胃虚弱所致的纳呆便溏、气血不足,以及血小板减少、贫血、慢性肝炎、营养不良等。

(8)补肝养胃选食青鱼:青鱼补肝明目,养胃健脾。适用于久病体虚、神经衰弱、慢性肝炎、慢性肾炎。

4. 春季防治腹泻药膳食疗方

(1)生姜绿茶饮:生姜(洗净、切片)100 克,绿茶适量。一起用沸水冲泡,每日坚持喝 500 毫升左右,连续喝 1 周可明显见效。

生姜具有振奋脾阳、调和胃气的作用,能调节胃肠蠕动频率,改善腹泻症状。绿茶具有收敛固涩、抗菌作用。但茶叶含咖啡因、茶碱等具有兴奋作用的化学物质,大量饮茶可能会导致失眠;茶叶中的鞣质或多酚类成分可能会刺激肠胃,导致胃部不适。因此,患有胃病和失眠者慎用。

(2)丝瓜花炒鸡蛋:丝瓜花 50 克,鸡蛋 1 个,香油适量。将丝瓜花洗净,鸡蛋用香油炒至熟,加入丝瓜花,再加适量水翻炒熟透。适用于腹泻。

丝瓜花味甘、微苦,性寒,能清热解毒、清肺热、消痰下气、止咳、止咽喉疼、消烦渴、泻相火等。

(3)焦米汤:米粉、白糖各适量。将米粉放在锅内用小火炒至焦黄,加白糖和适量水煮沸后服用。适用于腹泻。

焦米汤含一定的热能,米粉炒焦后可使部分淀粉转变成糊精,利于消化吸收;炒焦后的米粉还有吸附肠内毒素及气体的作用。

(4)芡实糯米粥:芡实 50 克,糯米 100 克,白糖适量。将芡实、糯米洗净,共入炖锅,加清水适量,用大火煮沸后,改小火熬成粥,加入白糖搅匀。每日分 2 次食用,适用于腹胀、腹泻。

芡实性平,味甘、涩,归脾、肾经,有益肾固精、补脾止泻、祛湿止带的功效。糯米有补中益气、健脾养胃、止虚汗的功效,适用于食欲不佳、腹胀腹泻。芡实糯米粥为营养丰富的温补和调治腹泻的药膳。

(5)山药粳米粥:粳米 100 克,山药(最好用怀山药)500克。将山药洗净,切片或切块,与粳米一同煮粥,分 2 次食用。适用于腹泻。

山药具有补脾养胃、补肺益肾的功效,可用于治疗脾虚久泻、慢性肠炎、肺虚咳喘、慢性胃炎、糖尿病、遗精、遗尿、带下等病症。它含有蛋白质、碳水化合物(糖类)、维生素、脂肪、胆碱、淀粉酶等成分，还含有碘、钙、铁、磷等人体不可缺少的矿物质（无机盐）和微量元素。用于治疗老年人和儿童的脾胃虚弱、食少腹胀、面黄肌瘦、便溏泄泻效果显著。粳米味甘、性平，能益脾胃、除烦渴，用于呕吐、泻痢或温热病所致的脾胃阴伤、胃气不足、口干渴等。粳米中的蛋白质主要是米精蛋白，氨基酸的组成比较完全，人体容易消化吸收，但赖氨酸含量较少，还含有脂肪、钙、磷、铁及 B 族维生素等多种营养成分，粳米中的蛋白质、脂肪、维生素含量都比较多，适量多吃能降低胆固醇，减少心脏病和脑卒中发作的概率，还可预防一些过敏性疾病的发生。山药粳米粥是腹泻患者的药膳佳品。

（6）韭菜汁：连根韭菜适量，洗净，绞取汁。每次 30 毫升，每日 2 次，白开水冲服，连服 2～3 日。本方有抑菌解毒、温中行气之功效，适用于畏寒、口不渴、舌苔白腻属寒湿内盛而腹痛、腹泻较轻的急性肠炎。

二、防治腹泻的夏季调养

夏季是一年中最炎热的季节，气温常常超过人类生活适宜的温度，引起人体不适，打乱正常生活规律。因此，防治腹泻的调养要针对夏季给人带来的不适问题，使人在酷暑条件下能保持健康，安然度过高温生活环境。

（一）夏季腹泻多发的原因

夏季气候炎热，特别是在酷暑高温环境下，会使人疲惫倦怠、着急上火、焦虑不安、心烦意乱，稍遇不顺心的事还会发生恼怒或暴躁情绪。这些不良情绪往往会引起腹泻或便秘发生。

夏季高温湿热，损伤脾胃易致腹泻。中医学认为，夏季炎热而多雨潮湿，湿为阴邪，好伤人阳气，尤其是脾阳。由于脾脏喜燥而恶湿，一旦受到损伤，脾气不能正常运化，而使气机不畅，消化吸收功能低下。由于气候炎热而潮湿，微生物繁殖迅速，细菌、病毒、寄生虫等各种病原体滋生蔓延，无处不在。人们生活与饮食卫生等方面稍有不慎，就会促使各种疾病上身，特别是胃肠道感染性腹泻最为多见。

1. 害虫增多，感染性腹泻易多发 夏季在一年中日平均气温最高，炎热酷暑不仅会打乱人的正常生活规律，而且会引起机体不适；同时，各种致病微生物和害虫繁衍，随时随地都会污染人的生存环境，侵袭人的健康。特别是苍蝇、蚊子、蟑螂，以及许多水生、陆生动物等，都可成为各种病原体的传播媒介，在这样的生活环境中，人极易受到侵袭、感染，导致疾病发生而引起腹泻。

虽然人体本身对外界病原体具有一定的防御能力，如口腔有一定数量的溶菌酶，胃液含有大量的胃酸等，可杀灭随食物进入消化道的致病菌，但肠道致病菌仍能"以多制胜"或"乘虚而入"侵害人的健康。

2. 多食生冷食品，损伤胃肠引发腹泻 酷暑炎夏，为了防暑降温，人们一般都喜欢生冷食品，如各种瓜果、饮料、凉拌菜、冰镇啤酒等。有的人为一时痛快，不顾胃肠是否能承受，尽情吃喝，往往因胃肠负担过重而导致腹泻。腹泻有非感染性与感染性腹泻两种。如果食品没有被污染，只是胃肠受刺激严重而造成的，则为非感染性腹泻，多可在几次腹泻后自行痊愈;如果食品受到病原体污染,食后就会发生感染性腹泻。

3. 人体不适应高温,免疫力下降,易发生感染性腹泻

(1)夏季炎热,昼长夜短,受噪声、害虫等因素干扰,人们难以入睡,睡眠时间不足,还要坚持高温下的劳作,人体常常处于亚健康状态,机体免疫功能降低。

(2)有些人贪凉,喜欢在空调房和电扇劲风下睡觉,还有不少人深夜在外露宿;有些人嫌热时就冲凉水澡,或把湿毛巾敷在头、颈、背上等。这些做法都极易损害身体,给疾病的发生增加了机会。

(3)夏季出汗较多,人会大量饮水,稀释了胃液,也降低了胃肠道对各种病原体的抵御能力,为病原体的入侵繁衍创造了条件。

(4)暑期假日中,有些人喜欢到江河湖海、名山大川旅游避暑,容易发生差旅人员腹泻。

上述原因都可能使人体免疫力常常处于相对较低状态,容易感染各种病原体而患病,出现腹泻症状,尤其是中老年人、小儿,以及有慢性病和体质弱的人。

(二)夏季养生要点

夏季往往高温潮湿多雨,中医学认为长夏主湿,人的饮食、起居、精神调养,都要与夏季气候变化相适应。

1. 炎夏自我保健,调控心态是关键　　心理与情绪问题可导致胃肠功能紊乱而直接引发腹泻或便秘,医学上称其为"过敏性肠道症候群"或"激躁性大肠症"等。该病多见于中青年人,男女比例为2∶1,主要表现为慢性便秘、间歇性腹泻,或两者均有。典型患者可数年或数月内间断出现水样腹泻,常在清晨或早餐后腹泻加重,一天内在排泄3～4次带大量黏液的稀便后,其余时间均感觉正常。有的患者无腹泻而排泄"铅笔样"糊状大便。另一典型表现是慢性腹痛,伴便秘,或者便秘与腹泻交替出现。这些患者主诉间断性下腹部绞痛,排气或排便后可缓解。"激躁性大肠症"还常有胃灼热、明显腹胀、背痛、软弱、疲乏、心悸等。这类腹泻发生时,持续几周至数月不等,随个人心理健康状态或情绪的变化而自行发生或消失。

发生以上这样的腹泻与精神紧张、饮食问题引起的消化道运动异常及人体免疫反应相关。已有研究表明,人的肠管运动是受自主神经控制的。在自主神经中,副交感神经会成为"加速器",发出引发腹泻信号;交感神经则起"刹车"的作用,发出引发便秘的信号。人一旦精神紧张加剧,"刹车"和"加速器"就会失去平衡,成为出现排便异常的重要原因。

对这类腹泻或便秘的判断依据主要是:患者有上述胃肠功能失常症状及伴有全身性神经官能症症状;腹泻或便秘症状常随情绪波动而变化;全消化道X线检查或胃镜、直肠镜检查均正常,没有器质性病变。

夏季气候炎热,特别是在酷暑高温环境下,会使人着急上火、疲惫倦怠、焦虑不安、心烦意乱,遇到不顺心的事还会发生恼怒或暴躁情绪。在酷热难耐的生活环境中,我们需要调整好心态,学会冷静面对,这是防治夏季各种疾病所致腹泻或便秘的首要前提。

2. 提高自控能力,夏日生活须节制 在夏季生活中,有些人为图过瘾痛快,回家就把冰箱里的生冷瓜果等食品拿出来食用,口渴就喝冰镇饮料;有些人喜欢在空调房睡觉,冲凉水澡;有些人经常在路边小吃摊上就餐;有些人生活很随意,饮食不讲究,睡眠无定时。无节制、无规律的夏季生活,会使人的健康受到很大损害,免疫力降低,极易导致各种疾病的发生,如感冒发热、腹胀、胃肠痉挛,尤其是腹泻与便秘交替的过敏性肠道症候群和功能性腹泻发生的概率最大,还会导致消化性溃疡、慢性胃炎复发或加重。对此,需要强化个人自我控制能力,保持有节制、有规律的夏季健康生活。

(1)谨慎对待洗澡:①不要劳作后马上洗澡。无论是劳作(包括脑力劳动和体力劳动)过后,还是从外面回家以后,不要马上洗澡,均应适当休息片刻,以免在疲劳及免疫力低的情况下洗澡造成身体不适。②不要在饭后立即洗澡。人在饭后消化系统血流量增加以促进消化,如果立即洗澡会使消化系统血流量减少,胃功能降低,食物消化不良而致腹泻。因此,饭后间隔30~60分钟再洗澡为好。③不要冲洗凉水澡。炎夏要洗澡应以温水冲洗为宜,不应冲洗凉水澡,更不要在冷水中浸泡,以免因身体内外冷热悬殊变化而受到强烈刺激,发生胃肠痉挛等病症。温水洗澡能使皮肤毛孔扩张散热,从而降低体温。洗完澡后,一定要把全身擦干,不要立即进空调房吹冷风或坐在电风扇下吹强劲风,以免出现感冒发热、咳嗽、胃肠不适、腹痛等病症。

(2)适当使用空调:居室空调温度应控制在26~28℃为宜。室内外温差不能太大,调节在相差3~5℃最好,空调出风口不能直接对着身体吹,要远离人体。尤其是孕产妇、婴幼儿、中老年人、病人和身体虚弱者，千万不能贪凉，睡觉时最好不要开空调，让其他房间空调开着，使卧室维持28℃左右的温度为宜。每天早晚室外温度降低时或家人都外出时，应暂停空调，打开门窗通风，保持室内空气新鲜。有研究发现，居室最好不要保持恒温，适当调节和变化，可以使人的体温调节生理功能得到发挥，从而逐渐适应自然气温的变化，能提高自身对疾病的抵抗力。

(3)科学调节饮食：①纠正不良饮食习惯。中医学认为，胃主受纳腐熟水谷。不健康的饮食习惯对胃肠的伤害最大。例如，有些人饮食无规律、无节制，生的冷的想吃就吃；有些人饥饱无定数，爱吃时已经饱了还吃，不爱吃时宁可空着肚子去上班、劳作；有些人过食肥甘，食滞不化，气机受阻，胃失和降，这些夏季不良饮食习惯都会损害胃肠正常功能。夏季调养必须首先纠正个人的这些不健康饮食习惯，才能养胃固本防腹泻。②保持均衡科学饮食。夏季饮食应注重清淡、卫生、营养均衡，以温、软、淡、素、鲜为宜，做到定时定量，少食多餐。因夏季白天时间长，人体消耗量大，每日三餐显得不够时，最好4~5餐，如老年人早餐在上午7时左右吃，10时左右应当吃点易消化的流质食物或果品，中餐在12时左右吃，到下午4时左右再补充一餐营养粥，晚餐应安排在晚7时左右，饮食清淡为宜。无论男女老幼，用餐时要养成细嚼慢咽的好习惯；不要吃过油、过甜、过酸、过咸、过辣、过冷、过烫、过硬的食物；不要吃过量的水果和长时间在冰箱里贮存的食物；尤其要克服暴饮暴食和嗜烟嗜酒的坏习惯。③不能把啤酒当饮料。有些人夏天喜欢把啤酒当饮料大量饮用，这对胃肠的直接损害很大。夏季最好的饮料是温开水,啤酒决不能当饮料喝。大量喝啤酒会引起慢性胃炎,或者使慢性胃炎患者病情加重或反复。胃黏膜能合成一种叫前列腺素 E 的物质,前列腺素 E 能抑制胃酸分泌,保护胃黏膜,而缺乏前列腺素 E 可引起胃黏膜损害。喝大量啤酒可抑制或减少胃黏膜合成前列腺素 E,损害胃黏膜。另外,慢性胃炎患者大量饮用啤酒后,普遍感到上腹胀满,烧灼感加重,嗳气频繁,食欲减退。萎缩性胃炎患者饮啤酒后症状尤为显著。患有慢性胃炎的人应少喝啤酒,最好是不喝。④适当休息。没有好的休息就没有好的体质。休息是人从生理和心理上得到松弛,消除或减轻疲惫,恢复精力所必需的要求和过程。炎热的夏季,人的身心在各个方面都要有很多的付出和消耗,尤其需要适当休息。所谓好的休息,强调的是要注意劳逸结合,防止疲劳过度。感到疲劳后应随时休息和调整;同时,还强调要保证应有的睡眠时间。一般认为,成年人每天睡眠时间达到 7～8 小时即可。

(三)夏季防治腹泻的饮食调养

1. 夏季防治腹泻首选食材

(1)食醋:据文献记载,我国酿醋已有 3 000 年以上的历史。醋是百姓饮食中传统的调味品。炒菜时加少许醋可防止维生素流失;烧鱼或熬骨头汤时放醋可使骨中的钙质更容易被人体吸收;炖肉放少量醋可让肉更烂更香。夏季的首选调味品应该是食醋。醋有抑制和杀灭病原体的作用,如对链球菌、葡萄球菌、流感病毒有杀伤作用。醋能调节胃肠功能,醋味酸、微甜香,当人闻到醋香、尝到醋味时,消化液会自然分泌出来,使人提高食欲。但低血压、骨折、胃溃疡和胃酸过多的患者不宜食醋;对醋过敏者不宜食醋;正在服用某些西药和解表发汗中药时也不宜食醋。

(2)生姜:"冬吃萝卜夏吃姜"的谚语,是自古以来我国百姓和中医对生姜医食作用的共识。民间流传的"生姜治百病"一说,概括了生姜的食用价值和医用价值。科学研究发现,生姜提取液对葡萄球菌、伤寒杆菌、沙门菌、痢疾杆菌、铜绿假单胞菌等均有明显抑制作用,尤以对沙门菌、葡萄球菌的抑制作用最强,其作用与浓度呈正相关。生姜水浸剂在体外对伤寒杆菌及霍乱弧菌有强烈杀伤作用;在试管内对毛癣菌有抑制作用。生姜所含的姜醇和姜酚具有杀灭软体动物和血吸虫的作用。生姜还可缓解疲劳、乏力、厌食、失眠、腹胀、腹痛等症状,对胃寒疼痛、呕吐、腹泻等病症有积极防治意义。

夏季食品容易受到细菌、病毒等各种病原体的污染,而且病原体生长繁殖快,人吃后容易受到感染,引起急性胃肠炎等病症。因此,在夏季适量吃些生姜对防治各种疾病、维护身体健康大有裨益。

但有些人不宜多吃或不能吃生姜。例如,口干、烦渴、咽痛、汗多者不宜多吃;阴虚体质的人不宜食用;肝病患者不能多吃,因生姜属于辛辣刺激性食物,姜辣素可以使肝病患者的肝细胞变性、坏死及造成炎性细胞浸润,不利于肝病康复,还可能会加重病情。此外,生姜皮有药食价值,不应刮掉;腐烂的生姜有毒,不能食用。

(3)大蒜:大蒜为百姓广泛使用的日常食材。大蒜含蛋白质、脂肪、碳水化合物、维生素、胡萝卜素、钙、磷、铁、锗、硒等,还含挥发油(主要成分为大蒜辣素、大蒜新素)和大蒜苷等。大蒜可生食、煨食、煮粥、煎汤,或捣泥食用。其味辛、甘,性温,能温中健胃,消食理气,解毒杀虫。用于脘腹冷痛、饮食积滞、食物中毒、呕吐腹泻、肠胃不和、痢疾、蛲虫病、钩虫病等,均有一定防治效果。

现代医学研究证实,大蒜集100多种药用和保健成分于一身。其中,蒜氨酸是大蒜独具的成分,当它进入血液时便成为大蒜素。大蒜素可杀灭伤寒杆菌、痢疾杆菌、流感病毒等。大蒜还能促进新陈代谢,降低血胆固醇和三酰甘油的含量,并有降血压、降血糖的作用,适用于高血压、高血脂、动脉硬化、糖尿病等。大蒜可阻断亚硝胺类致癌物在体内的合成,具有抗癌作用。

然而,大蒜并不适合所有人食用。阴虚火旺者,以及目疾、口齿喉舌诸病患者均应忌食。

(4)鸭肉:鸭肉的营养价值与鸡肉类似,但却属凉性温补肉食。鸭肉中含蛋白质、脂肪、碳水化合物、维生素 A、维生素 E、维生素 B_1、维生素 B_2、烟酸、泛酸、钙、磷、钾、钠、镁、铁、锌、硒、铜、锰等人体所需多种营养成分。其中,B 族维生素和维生素 E 含量较其他肉类多,还含有较丰富的烟酸等。中医学认为,在水域中放养的鸭子多以水生物为食,其肉味甘、性寒,归肺、胃、肾经,有滋补、养胃、补肾、除骨蒸痨热、消水肿、止热痢、止咳化痰等作用。正如《本草纲目》中所说,鸭肉有"主大补虚劳,最消毒热,利小便,除水肿,消胀满,利脏腑,退疮肿,定惊痫"之功效。

但鸭肉如与鳖、龟肉同食,可导致阴盛阳虚,水肿泄泻。

2. 夏季防治腹泻药膳食疗方

(1)马齿苋汤:鲜马齿苋 250 克(或干品 60 克)。洗净,水煎,分数次饮服。每日 1 剂,连饮 3～7 日。本方有清热祛湿、解毒止泻作用,适用于肠道感染所致的发热、腹痛、口渴、腹泻等。

(2)茯苓马齿苋粥:新鲜土茯苓、马齿苋各 100 克(或干品各 30 克),粳米(或糯米)100 克。将土茯苓、马齿苋洗净,用适量水熬 30 分钟,滤渣,再加粳米(或糯米)熬成粥。可用食盐调味,分 2～3 次饮用。本方能清热解毒、祛湿止泻。服用期间忌生冷辛辣食物。

马齿苋味酸、性寒,有清热解毒止泻功效;土茯苓味甘、淡,性平,能利湿解毒。民间多用马齿苋或土茯苓单味治疗湿热泄泻,而两者同用能加强治疗效果。

(3)薄荷茯苓粥:鲜薄荷叶 20～50 片,茯苓 50 克,粳米 100 克,白糖适量。将薄荷叶煎汤去渣;把茯苓和洗净的粳米加入汤中,同熬成稀粥,出锅前放入白糖。每日 1 剂,分 2 次饮用。能达到清热解暑、宁心安神和止泻痢的效果,亦适用于心血管疾病、神经衰弱者。

(4)韭菜生姜奶:韭菜 250 克,生姜 25 克,牛奶 250 毫升。将韭菜、生姜切碎,捣烂,绞成汁,放锅内兑入牛奶煮沸即可。每日 1 剂,趁热一次服完。有抑肝扶脾止泻的功效。

(5)鲜藕粳米粥:鲜藕 250 克,粳米 100 克,红糖适量。将鲜藕洗净后切成小丁,与粳米一同熬成稀粥,加入红糖。每日食用 2 次。能健脾,开胃,止泻;亦适用于中老年人体虚,食欲缺乏,口干舌燥等。

(6)藿香粳米粥:干藿香 15 克,粳米 30 克。藿香研细末。粳米淘净,加水烧至米粒开花时调入藿香末,用小火煮成稀粥。每日 1 剂,调味后分次服食,连食 3 日。本方有健脾化湿之功效,适用于轻度急性肠炎腹痛、腹泻者及中度肠炎腹泻已减轻者。

三、防治腹泻的秋季调养

秋季是在一年中气候温差跨度最大的季节。我们应高度重视秋季气候剧烈变化给人体健康带来的威胁,采取最适宜秋季身心调养的措施,才能增强体质,从根本上防治腹泻。

(一)秋季好发腹泻的原因

一年之中,夏、秋季节,尤其夏秋之交是腹泻病症的高发期。其发病原因虽然大致相同,但秋季气候特点及生活环境与夏季相比多有变化,因而腹泻好发的原因亦有所不同。

1. 秋季气候热燥,易致多种疾病而腹泻　"从立秋到处暑,秋老虎不肯走,气候炎热又干燥,多多喝水防中暑"。这个顺口溜是人们对秋天的一个写照。处暑时节,苍蝇蚊虫比夏季还多,一些感染性疾病凭借"秋老虎"的威力兴风作浪,继续侵害人体健康;同时,秋冬季易发或高发的感染性疾病也开始肆虐;秋季许多成熟上市的瓜果附着有病原微生物,饮食不洁易感染疾病和伤人肠胃,从而多发腹泻病症。

2. 温差大、污染多,人体功能难以适应　秋天是一年中气候温差跨度最大的季节,剧烈变化的气候,再加上秋季风沙大、雾霾天气多,空气干燥且受污染比其他季节严重。在这种生活条件下,人体功能很难适应,容易引起呼吸道与胃肠道各种病症的发生;同时,还会使各种慢性疾病复发而导致腹泻。

3. 多愁善感、心理失衡、情绪不良引发腹泻 秋季是收获的季节,艰辛劳作了一年的人们内心充满着获得丰厚回报的希望。然而,其结果并非尽如人意,不少人的收获与其付出相差悬殊,为此造成心理失衡,各种不良情绪随即产生;同时,秋风秋雨景象容易引起人的多愁善感,不良情绪容易油然而生。这些不良情绪可导致胃肠功能紊乱而发生腹泻。

(二)秋季养生要点

秋季,人们要经受住气候冷热悬殊、空气干燥、寒流、风沙、雾霾等恶劣生活环境的考验,应坚持中医学"天人合一"的理念,在日常生活的方方面面遵循秋季大自然变化规律和积极适应气候特点,进行全面调养。

1. 立秋处暑前后,防治夏秋多发病

(1)立秋处暑之际,要防"秋老虎"伤人:初秋时节,我国大部分地区有时不仅与夏季一样炎热,而且气候干燥,人体内水分容易丢失。因此,人们要特别注意在生活细节上与夏季有所区别,无论洗澡和用空调等都要节制,不能与夏季一样贪凉,以免"秋老虎"伤人致病。

(2)秋季更须防感染性疾病:秋季是气温跨度最大的季节,不仅夏季多见的感染性疾病仍继续侵害人体健康,而且秋冬季易发的感染性疾病也开始肆虐,如菌痢、食物中毒、伤寒、霍乱、病毒性感冒,尤其轮状病毒感染所致的急性肠炎等病症发病率会明显增加。

小儿和老年人往往是秋季病症的高危人群。例如,轮状病毒性肠炎一年四季均可发生,而秋季是轮状病毒感染引发肠炎的高峰期,人们常说的"秋季腹泻"多是轮状病毒感染性肠炎引起的腹泻。轮状病毒有高度传染性,极易使人感染发病,特别是小儿发病者多见。因小儿全身器官发育尚未健全,胃肠道免疫力较低,正如隋代中医世家巢元方所著《诸病源候论·养小儿候》中所说"小儿腑脏之气软弱",特别是脾胃薄弱,运化功能尚未健全,一旦感受风寒之邪,容易导致"水谷不化,精微不布,含污而上,致成泄泻"。因老年人身体功能衰退,抗病能力低下,常有慢性病在身,秋季不仅容易发生病毒性感冒等感染性疾病,还易继发心脑血管和呼吸系统疾病,以及加重糖尿病、肝病等慢性病。因此,对秋季的这些感染性疾病的防治,更要把好"病从口入"关,切实做到早预防、早发现、早就医。

(3)慎防秋季瓜果伤胃肠:立秋和处暑前后,天气虽然变得清凉一些,但苍蝇蚊虫比夏季活动还频繁,若吃了被它们污染过的香瓜、葡萄、枣、柿子等生冷瓜果,就会因胃肠道感染而发生腹泻。秋天,人的食欲增加,又有大量瓜果上市,有些人因暴食而加重了胃肠负担,导致胃肠功能紊乱。秋天昼夜温差大,若不小心,就会导致腹部着凉,发生腹泻。而且,如果秋天不把胃调养好,一些有胃肠疾病的人病情会加重。因此,秋季食用瓜果必须要清洗干净,如果是连皮吃的瓜果,应冲洗和经消毒处理后再吃,还要避免吃得过多。

2. 白露秋分时节,防燥御寒护腹暖脚 白露到秋分是夏秋季节的转换,我国大部分地区雨季将结束,降水量渐少,气温走低,太阳辐射减弱,副热带高压跨越式向南撤退,干燥的冷空气随秋风袭来,若遇暖湿气流就会出现"一场秋雨一场寒",气温下降明显,昼夜温差渐大。此时,养生保健应采取以下"三防"措施。

(1)防燥润肠,增加营养,提高抗病力:秋分后,伴随自然界万物萎黄干枯,人体常出现"津干液燥"的征象,因此调养要注重防燥润肠,多吃新鲜少油食品,多吃含维生素和蛋白质较多的食物,如胡萝卜、藕、梨、蜂蜜、芝麻、木耳等,以养血润燥,提高抗病能力。

(2)防感冒腹泻,保护腹部莫受凉:"白露秋分夜,一夜凉一夜",人体极易受凉感冒,尤其是腹泻,稍不注意就会发生,并会诱发支气管哮喘、消化性溃疡等慢性病复发或病情加重。肚脐周围的表皮薄,缺乏皮下脂肪组织,但有丰富的神经末梢和神经丛,对外部刺激敏感。若晚上睡觉暴露腹部,或爱美穿露脐服饰,防护不当,寒气极易通过肚脐侵入肠胃,发生急性腹痛、腹泻、呕吐;持续时间一长,寒气逐渐积聚于小腹,还会导致泌尿生殖系统疾病。因此,此时要随时小心预防感冒,保护腹部别受凉。

(3)防止受凉,头和脚一定要保暖:"寒从脚起,热从头散"。人的头部散发体内热能最快。脚远离心脏,血液循环不畅。头和双脚受凉是引发感冒、支气管炎、消化不良、失眠等病症的一个重要因素。因此,白露后不要忽视头和脚的保暖,白天最好戴帽子;穿的鞋袜宜宽松、舒适、吸汗;晚上要用热水泡泡双脚,睡觉时更要注意盖好双脚。

3. 寒露霜降之际,注重阴阳平衡防凉燥 "月落乌啼霜满天"是对深秋的描绘。"吃了寒露饭,单衣汉少见。吃了重阳饭,不见单衣汉。吃了重阳糕,单衫打成包"。这段民谚是对晚秋气候变化的写照。立秋到霜降昼夜时间相近。人的养生应遵循"阴平阳秘"原则,如《素问·至真要大论》所说,"谨察阴阳之所在,以平为期",阴阳所在不可出现偏颇。要想保持机体的阴阳平衡,首先要防外邪的侵袭。外邪入侵,不仅会造成感染性腹泻,还易诱发呼吸系统疾病(如慢性支气管炎、哮喘、肺气肿、肺炎)和心脑血管疾病等。据临床观察报告,秋冬之交(约每年 11 月份)是上述疾病的高发期。

外邪有温、凉之分,秋分前多见温燥,寒露后多有凉燥。但温与凉的变化还与个人身体状况及机体应变能力有关。因此,必须根据个人身体情况注意及时添衣保温和饮食起居等方面的调养,努力增强自身抗病能力,让机体保持阴阳平衡,远离外邪侵袭。

4. 适度"秋冻",有御寒保健的积极作用　"秋冻"和"春捂"都是顺应自然规律的调养方法,对人体适应气候冷热变化和预防某些冬季易发病能起到积极作用。坚持"秋不忙添衣",进行适度"秋冻"能避免因多穿衣服产生的身热汗出、汗液蒸发、阴津伤耗、阴气外泄等问题,顺应了秋天阴精内蓄、阴气内守的养生需要。"秋冻"微寒对人体的刺激,可提高大脑的兴奋性,增加皮肤的血流量,使皮肤代谢加快,机体耐寒能力增强,有利于避免伤风等病症的发生;特别对某些呼吸道耐寒力较弱、易患气管炎的人,能提高机体对秋凉后气候渐冷的适应能力。

但要注意,"秋冻"要针对个人体质和气候变化情况,因人而异,循序渐进。如果气温骤降,出现雨雪,应根据气温高低及时增减衣服,以轻微活动而不出汗为宜。在昼夜温差大的情况下,应随时增减衣服,预防感冒等呼吸道感染;老弱病者、婴幼儿,机体调节功能和适应力较差,若不适合"秋冻",就应注意适当保暖。

5. 调节起居,以利秋季收敛闭藏 中医学认为,秋天主收,阴长阳消,万物收敛,自然界的阳气由疏泄转向收敛、闭藏。人体的生理活动需要适应自然界的阴阳变化,秋季应特别重视保养内守之阴气,睡眠起居也不能离开"养收"这一原则。

(1)早睡早起:《素问·四气调神大论》指出:"秋三月,早卧早起,与鸡俱兴。"早卧是顺应阴精收藏,以养"收"气;早起是顺应阳气的舒长,使肺气得以舒展。还应注意,白天人若感觉困乏,应适当安排午睡时间,有15~30分钟的平卧午睡,就会全身舒展,情绪平静,精神也会为之大振。

(2)防御外邪:白露与霜降时节,常有寒风冷气侵袭,气候干燥,空气污染物较多。在室外活动的人不宜大声喊叫或长时间讲话,以免冷空气和有毒有害污染物质过多侵入呼吸道。若有呼吸道过敏性疾病者,出门最好戴口罩,以避免冷空气的直接刺激及空气中有毒有害物质的吸入。

(3)净化居室:深秋气候虽渐寒冷,但不宜终日关门闭窗,或夜间蒙头大睡,要养成露头而睡、畅通呼吸的习惯;要经常保持室内清洁卫生,扫地洒水,防止灰尘扬起;打开门窗让居室通风换气,减少污染,营造卧室清新而安宁的睡眠环境。这样能减少呼吸道疾病的感染、复发,维护肺的健康功能。

6. 进行心理调适,保持快乐向上好心情　不良情绪可引起胃肠功能紊乱,直接出现腹泻或便秘现象。要调节好心理状态,保持快乐向上的心情,就应根据秋季特点进行自我调适。其办法可因人而定,如可找亲朋好友倾诉以宣泄心底郁闷;可参加一些文化娱乐活动,分散自己心理失衡的思绪,淡化不良情绪等。

(三)秋季防治腹泻的饮食调养

经过炎夏酷暑的阳气释放,人体消耗大,入秋后,空气湿度低,人体内水分散发快、易流失,机体对蛋白质及各类营养素的需求量也明显增加。因此,应根据秋季人体需求选择饮食。

1. 秋季饮食宜选食品

(1)养阴防燥的食品:秋季饮食可选择的润肺生津、养阴清燥的食品很多,如粳米、糯米、红薯、芝麻、鱼类、鸡、鸭、瘦肉、乳制品、豆浆、莲藕、银耳、百合、蜂蜜、核桃、杏仁等。如果怕身体发胖,可选择清淡的食品,如萝卜、海带、竹笋、蘑菇、山楂等。秋季干燥,应尽量少吃或不吃辣椒、葱、姜、蒜、胡椒、烈酒等燥热食品和油炸肥腻食物。

(2)收剑补肺食用酸味食品:秋属金而主肺,酸味收敛补肺,辛味发散泻肺,所以秋日宜收不宜散,要适当多食酸味甘润的食品,如苹果、石榴、葡萄、杧果、柚子、柠檬、山楂、番茄、荸荠等,这类食物还可滋补肝气。

(3)滋阴润肺养血食品:如乌鸡、猪肺、龟肉、银耳、蜂蜜、芝麻、核桃、藕、甘蔗、菠菜、鳖肉、豆浆、饴糖、鸭蛋、橄榄、秋梨等,可根据个人体质的虚实选择和搭配,做成汤、菜,或制成饮品。

（4）粥饮为秋季膳食佳品：温热粥饮，能御秋凉；粥可生津，能防秋燥。可用糯米、粳米或黍米等搭配其他食材煮成山药粥、红薯粥、南瓜粥、莲子粥、银耳粥、大枣粥等，能健脾润肺，清燥止渴，是最适宜于秋季保健的膳食。可根据个人情况经常选食。

2. 秋季进补应遵循的原则和注意事项　民间谚语中的"秋季进补，冬令打虎"是百姓长期积累的饮食调养经验，但要因人而异，辨证论补。进补时应注意以下几点。

（1）食补要因人而异：进补要个体化，不能无病进补或虚实不分滥补。中医学食补原则是虚者补之。虚病又有阴虚、阳虚、气虚、血虚之分。辨证论补能补益身体，否则适得其反。因此，应先搞清楚个人体质阴阳虚实等状况后，再选择进补方案。

（2）进补要恰到好处：药补不如食补，切忌以药代食；无论补什么都要注意适量，并非多多益善。秋季调养进补可供选择的高营养食物有乌鸡、乌龟、鳖、鱼等，但不能过食，要预防肥胖，还应预防过食后对消化器官和肾脏的伤害，尤其是老弱多病者。本来就肥胖的人不宜大补。秋季人的食欲普遍增强，预防肥胖应注意选食一些低热能的食品，同时要增加活动量，促进体内热能消耗。

（3）切忌听广告跟风食补：许多人听信夸大其词的营养品推销广告，买回来进补，或用来孝敬老人；还有些人见别人选用价格昂贵的补品，相互攀比跟风。这种盲目进补的态度和方法，其结果对身体健康多有不利，甚至有害。

3. 秋季防治腹泻药膳方

(1)山药芡实莲子粥：怀山药 10 克，莲子 10 克，白扁豆 10 克，芡实 10 克，粳米 50 克。将 5 种原料洗净后，一同放入锅中，加水适量煮成粥。可加糖或食盐调味后分次食用，坚持数天。此方能健脾开胃，利水止泻。适于体弱、消化不良、胃纳欠佳、慢性腹泻者食用，对秋季腹泻有辅助治疗作用。

(2)益脾消食药膳饼：白术 30 克，干姜 6 克，大枣 250 克，鸡内金 15 克，面粉 500 克，菜油、食盐各适量。将白术、干姜用纱布包成药包扎紧，与大枣一起放入锅内，加水适量，大火烧沸后，再用小火熬煮约 1 小时，捞出药包，挤除枣核，搅拌成枣泥待用；将鸡内金粉碎成细末，与面粉混合均匀，倒入枣泥，加食盐，用适量水调和成面团，做成若干小饼，在锅内放菜油，将小饼烙熟即成。本方有健脾益气、开胃消食作用，适用于食欲缺乏、食后胃痛、慢性腹泻、慢性胃肠病等。

(3)鲫鱼药膳羹：荜茇 10 克，缩砂仁 10 克，陈皮 10 克，鲫鱼 1000 克，大蒜 2 个，胡椒 10 克，葱、食盐、酱油、泡辣椒、菜油各适量。将鲫鱼去鳞、鳃和内脏，洗净；在鲫鱼腹内装入陈皮、缩砂仁、荜茇、大蒜、胡椒、泡辣椒、葱、食盐、酱油备用。在锅内放入菜油烧热，将鲫鱼放入锅内煎熟，再加入适量水，炖煮成羹即成。空腹食之。本方有醒脾暖胃之功效，适用于脾胃虚寒的慢性腹泻、慢性痢疾等。

(4)荜茇芍药牛奶饮：荜茇 15 克，白芍 25 克，当归 25 克，牛奶 500 毫升。将荜茇、白芍、当归共放入瓦罐，加适量水，用小火煎 30 分钟后加入牛奶，再煎约 15 分钟，滤出药渣。平分成 2 份,早晚空腹服。本方可利气消湿泻热,主治湿热更兼气滞,中气不顺,口中作嗳,下痢不止。

(5)茄根榴皮饮:茄根 60 克,红糖 20 克,石榴皮 60 克。将茄根烧成灰,石榴皮研成细末,混匀,每次取 6~9 克,以红糖水冲服。本方有收敛止痢之功效,主治慢性痢疾久治不愈。急性菌痢患者禁服。

四、防治腹泻的冬季调养

冬季,阴寒盛极,阳气闭藏,大自然一派沉寂和冷清。中医学"天人合一"的理论认为,冬季主藏,要"藏精气而不外泄",人类也要遵从自然界的变化规律。冬季的养生保健应注意敛阳护阴,以养藏为本;精神与心理调养应采用适宜的调适方法,勿使情志过极,"无扰乎阳";在起居上宜早卧晚起,衣着尤应注意保暖;饮食宜热食,以护阴潜阳为原则,燥热辛辣之品不宜过食,以免化热伤阴;冬令的锻炼可因人而异。

(一)冬季养生要点

中医学理论认为,冬季对应的脏器是肾。肾有藏精,主生长、发育、生殖,主水液代谢等功能,被称为"先天之本"。冬天大地收藏,万物皆伏,肾气内应而主藏,养生应以养肾为主,逆之则伤。

1. 调节起居时间,早睡晚起待日出 《黄帝内经》在谈及冬季保健养生时说:"冬三月,此谓闭藏,水冰地坼,无扰乎阳,早卧晚起,必待日光。"意思是说,冬季气候寒冷,草木凋零,是万物生机潜伏闭藏的季节,此时正是人体养藏的最好时期,应注意保护阳气,养精蓄锐。在寒冷的冬天,应该早睡晚起。冬天早睡,最好在晚 11 时前,早睡以养阳气,保持体温;晚起,最好是在太阳出来后起床,人体阳气会迅速上升,血中肾上腺皮质激素的含量也会逐渐升高,使人头脑清醒,机智灵敏,富于朝气。

2. 坚持御寒运动,因人而异锻炼　冬季,在运动锻炼中应善于保养阳气,不要伤到筋肌。中医学认为,肢体的功能活动,包括关节、筋骨等组织的运动,皆由肾所支配,故有"肾主骨,骨为肾之余"的说法。因此,在冬季更要坚持体育锻炼,以获得养筋健肾、舒筋活络、畅通气脉、增强自身抵抗力的功效,从而达到强肾健体目的。散步、慢跑、打球、跳舞、做操、练拳、舞剑、跳绳、踢毛毽等,都是适合冬季锻炼的项目。选择锻炼项目应因人而异,量力而行。

3. 合理调节饮食,适当增加营养　人体在冬季抗御寒冷的生理过程中能量消耗极大。因此,在严冬寒冷条件下,必须要加强营养,增加能量。蛋白质、碳水化合物、脂肪是人体能量的来源。其中,蛋白质占人体每天所需能量的 $10\% \sim 15\%$,碳水化合物占供给总能量的 $60\% \sim 70\%$,脂肪占人体每天所需能量的 $20\% \sim 25\%$。在严寒的冬天,只有按科学的膳食搭配,增加人体每天所需的营养,才能及时补充在抗御严寒中所消耗的能量。

4. 数九寒天危害多,户外活动慎防病　冬季寒冷,患病因素较多,在数九寒天里,无论是外出还是室外活动锻炼,都要特别注意采取相应的防护措施。例如,感觉寒冷时要及时增添衣服,衣裤既要保暖性能好,又要柔软宽松,不宜穿得过紧,以免影响血液循环。若进行健身运动,不要一开始就减衣服,热身后再脱掉厚衣服;锻炼结束后应把汗及时擦干,然后穿衣、戴帽、戴口罩,防止热量散失和寒邪侵入人体。若是在室外活动锻炼,更要注意保暖,特别不能让头、背、脚受凉,防止冷空气从皮肤和口鼻侵入机体而致伤风感冒。若遇风沙、雾霾、寒流、大雪等恶劣气候及环境,应尽量回避;要注意选择向阳、避风的地方活动锻炼。冬季若在人多的室内锻炼,要注意适时开窗通风透气,保持空气新鲜。

此外,冬至到大寒,对中老年人和体弱多病者的生命与健康威胁最大。在这个时段要随时注意自身原有疾病的病情变化,定期去医院复查和治疗,控制病情发作与加重。

(二)冬季防治腹泻的饮食调养

我国自古就注重"顺时摄养",即根据节令更替、阴阳变化的规律进行调养。腹泻患者冬季的饮食调养要遵循"秋冬养阴""无扰乎阳""虚者补之,寒者温之"的古训进行。

1. 增加膳食能量,注意营养平衡

(1)冬季进补御寒营养品,不能过于偏颇:冬令进补能增强人体的免疫功能,促进新陈代谢,改善畏寒体质;还能调节体内的物质代谢,使营养物质转化的能量最大限度地贮存于体内,有助于体内阳气的升发。冬季食补要选择高能量的富含蛋白质、维生素和易于消化的食物。中医学认为,严冬宜进食温补助阳、补肾壮骨、养阴益精的食物,但饮食调养不宜过于偏颇,还要权衡整体需要。

(2)重视营养供给平衡:人体所需的蛋白质、碳水化合物、脂类、维生素等,必须要平衡才能确保健康。冬季饮食

调养必须科学合理,重视营养供给平衡。需要进补,但不能滥补。如若为了抗御寒冷,大量食用牛、羊肉或食用过多的其他补品,则会引发或加重各种疾病。

2. 冬令膳食进补,要因地因人而异 膳食选择要因地制宜、因人而异、有的放矢,不能千篇一律。

(1)进补要因地制宜:中医学认为,冬至到大寒是进补的最佳时期,但进补要因地制宜。我国各地气候环境差别较大,人们的生活方式也不尽相同。同属冬令,西北地区与东南沿海的气候迥然不同。冬季的西北地区天气寒冷,进补宜选择大温大热食品,如牛、羊、狗肉等偏热性之类;长江以南地区虽已入冬,但气候较西北地区要温和,进补营养品当以甘温平补为宜,如鸡、鸭、鱼类;地处高原山区,雨量较少且气候偏燥的地带,进补则应多吃甘润生津食品为宜,如牛奶、羊奶、童子鸡、鹅肉等。同时,在各个地区的冬季,都需要多吃新鲜蔬菜、水果等食物,如萝卜、绿叶菜、鲜枣、柿子、山药等。

(2)进补因人而异:人与人的体质有很多不同之处,男女老幼的生理条件更有一定的差别;即使是性别和年龄都相同的人,在体质上也有虚实寒热之分。中医养生原则是:遵循人的生命规律,"少年重养,中年重调,老年重保,耄耋重延"。冬令进补应针对个人年龄、性别和体质状况,"有的放矢"选择相应的或清补、或温补、或小补、或大补的食物,切勿盲目进补。尤其是老年人、代谢综合征患者,对高脂肪、高热能的食物摄入不可过多,以免诱发和加重疾病。

3. 冬季节日多,小心聚餐引发疾病 进入冬季,正值元旦和春节。每逢这些节日,有不少人因过度饮食而引发消化道的各类疾病,出现腹泻等症状。无节制的暴饮暴食,摄入过量的肥甘厚味和烟酒,会给身体带来不同程度的伤害。轻者胃部饱胀难受,重者可引起胃扩张、急性胆囊炎、急性胰腺炎、急性胃肠炎等病症,严重者可诱发心脑血管意外和各种危重疾病发生。节日饮食的不平衡,高热能、高脂肪、高蛋白的膳食摄入过多,会导致高血脂、高血压、高血糖、痛风等病症的发生和加重。过度饮酒还会损害神经,引发视力下降、智力迟钝、记忆力减退等。同时,聚餐中常常是众多人围坐一桌共食共饮,这种就餐方式极易引起感染性腹泻和各种传染病。

要防止节日聚餐引发疾病就一定要注意,无论在什么场合和情况下,都应该管好自己的嘴,做到"饮食讲科学、营养讲平衡"。节日期间应多喝白开水和茶,最好不喝过甜的饮料。如果饮酒,应限制酒量。集体用餐应提倡分餐制或公用勺、筷,减少疾病传播机会。

4. 冬季防治腹泻药膳食疗方

(1)栗糊:栗子 3~5 个,白糖适量。将栗子去壳后捣烂,加水煮成糊状,加白糖调味后食用,每日 2~3 次,有温中止泻作用。

(2)胡萝卜糖浆:胡萝卜 500 克,白糖适量。将胡萝卜洗净,切成小块,入锅加水煮烂,用纱布滤渣,再加水 1 000 毫升煮沸,加入白糖搅匀即可。胡萝卜所含的果胶能促使粪便成形,吸附肠黏膜上的细菌和毒素,是一种良好的止泻膳食。

(3)荔莲山药粳米粥:荔枝肉 15 枚,怀山药 30 克,莲子 30 克,粳米 100 克。共入锅加适量水熬成稀粥,可当作早晚餐食用。荔枝具有补充营养、增强机体免疫功能、消肿解毒、温阳散寒、止痛功效;山药能健脾益肾;莲子有补脾止泻的作用。本方对腹泻日久、粪便带有不消化内容物的小儿和成人患者均适用。

(4)蜜饯山楂:生山楂 500 克,蜂蜜 250 克。将山楂洗净,去果柄、果核,放在锅内,加水适量,煎煮至七成熟,水将煎干时加入蜂蜜,再以小火熬煮至熟透,待冷则成蜜饯,放入瓶罐中贮存备用。每日服食 3 次,每次 15～30 克。有开胃、消食、活血化瘀之功效,适用于冠心病及消化不良引起的腹泻。

(5)姜糖饮:生姜 15 克(或干姜 6 克),红糖 30 克。姜打碎或切细,加入红糖,用白开水冲服。每日 1～2 次,泻止为度。本方有温中祛寒、解痛止泻之功效,适用于腹部受寒或过食生冷而致大便溏泄、臭味不堪、腹痛喜温的寒泻者。